自分の体を守る
正しいデータを持てなかった女性たちへ

生理で知って おくべきこと

ALL ABOUT
SEIRI

予防医療コンサルタント　細川モモ
［監修］産婦人科医　佐藤雄一　博士［医学］奈良岡佑南

日経BP

日本女性は、自分の体を守る正しいデータを持っていない

みなさんこんにちは。「ラブテリ トーキョー&ニューヨーク」という団体を主宰している、細川モモと申します。私たちの団体では、女性の健康をサポートしたり、現代女性の体の状態について研究を行っています。

私たちが力を入れて調べていることのひとつに、「生理」「PMS（月経前症候群）」があります。これまで6年かけて、約2万人の女性に調査を行ってきました。

どうしてそんなに調べているのかというと、現代の日本女性の生理には、データがほとんどないからです。

婦人科のお医者さんが現在使っている日本女性の生理のデータは、なんと、1962年にアメリカの一地域で取られたデータでできています。これだと国も人種も違いますし、約60年前ですので、生活習慣も違っているはずです。そのデータが、現代の日本女性にも当てはまるのかも長い間わかっていませんでした。

PROTECTING YOUR BODY

つまり「日本女性の正しい生理はこれ」と示せるほどのデータが、今も昔もなかったということです。

なぜ、これまで誰も「正しい生理」についてデータを集めて、解明しようとしてこなかったのでしょうか。

大きな理由は、生理は病気ではないからです。不妊治療のデータなどは国が力を入れて集めていますが、生理は病気ではないので、糖尿病やメタボリック症候群のように集められることはありませんでした。お医者さんたちも、クリニックに来るのは主に病気などの悩みがある人が中心なので、健康な女性のデータを集めることは難しいです。

もうひとつは、政治の中心がずっと男性だという時代のせいだとも考えられます。

しかし最近はＡＩが発達してきて、生理にまつわるデータを集められるようになってきました。たとえば、生理日や排卵日を管理するアプリ「ルナルナ」があります。インストール数はのべ１６００万にも上り、多くの女性の生理にまつわるデータが手に入るようになりました。**令和になって、ようやく日本ではじめて生理のビッグデータができつつあるのです。**

さらに、「このビッグデータを上手に使っていこう」という流れになってきています。

このルナルナと、妊娠や出産をサポートする機関である国立成育医療研究センターが組んでデータを分析した結果、新しいことが次々にわかってきました。

たとえば、2020年には「生理周期は25歳の頃に一番長くなり、45歳にかけて平均で約3日間短くなる」ことが新たにわかりました。これはウェブ記事でもかなり有名になったので、知っている方もいるかもしれません。たったこれだけのことですが、長い間知られていなかったのです。

これは大変大きなことです。これまで、経験として「なんだか短くなった」と不安な人も多くいたかもしれません。しかし、それをお医者さんに聞いても、医学的にはこれまでそんなデータはなかったのです。女性にとって一大事の「生理」について、より多くのデータがあるということは有益なことです。

WHAT YOU NEED TO KNOW ABOUT MENSTRUATION

生理痛やPMSがひどいと病院に行っても、痛みどめを出されて終わり、という経験はありませんか？　これも、生理についてのデータがこれまでなかったから行われていたことだといえます。

しかし、ビックデータが手に入るようになって、これまでより大きな変化が出てきています。また、これには、実は産婦人科の経営も大きく影響しています。

少子高齢社会といわれる現在、赤ちゃんを産む人はどんどん少なくなっています。

昔は、産婦人科は経営についてあまり考えなくてもよかったそうです。たとえば生理痛の人が病院に来たときも、薬を出しただけでおしまいにしても経営が成り立っていました。生理痛の人にわざわざ通ってもらわなくても、出産する人がいっぱいいたので、病院を回せていけたということです。

しかし今は、赤ちゃんを産む人が減っています。

産婦人科は今、診療の内容を変えなければいけない時期に直面しているのです。

ただ、手厚いケアをしたいのに生理痛やPMSについて、実はあまり解明されていません。「どういうしくみで起こるのか」はわかっていますが、生理痛やPMSなどを快適に過ごす方法などはまだわかっていないのです。それで結局、漢方、ピル、痛みどめのどれかを出す病院が多くなります。一人ひとりに寄り添ったケアをしたいけれど、それができるほど解明されていないという状況です。

ここまで説明した、「ＡＩの発達」と「産婦人科の変化」。これらに、もちろん女性の活躍が追い風になって、生理やＰＭＳの解明がどんどん進んでいくはずです。


しかし現段階では、お医者さんの教科書ですらも古いデータに頼らざるをえないのが現状です。

そうしたことから、私たちは生理とＰＭＳについてビッグデータを集めてきましたが、それだけでなく、生理痛やＰＭＳを管理できるアプリもつくりました。これを使うことで、食生活やストレス、お風呂に入る習慣などが生理痛とＰＭＳにどんな影響を与えているかを調べられるようになりました。

この本では、6年間の調査結果と、アプリで集めたデータの分析結果をまとめています。日本女性の生理やＰＭＳのデータは、今この瞬間も分析が進んでいる最中です。

PROTECTING YOUR BODY

最新のデータと研究結果が載っているのは、この本が初めてです。

生理痛とPMSは自分の力でよくできる

「体の冷えは、生理痛やPMSとは関係ない」という見方が、これまでは一般的でした。

でも「関係ない」といい切れるほどの研究がないというのが事実。**これは、正しくは「関係ない」ではなく、「根拠がまだない」です。**

私たちの調査では、冷えは生理痛やPMSと関係があることがわかりました。お風呂に入っている人は、明らかに生理痛とPMSが軽いというデータがあります。さらに食事でも改善しています。

私たちの活動のひとつに、体の悩みを抱えている女性の生活にアドバイスをして、変化を調べる「介入研究」があります。

それでわかったのが、生理痛とPMSは、いちばん解決しやすい悩みであるということ。10年ほど行っていますが、食事や生活習慣を変えて、いちばん多いのが「生理痛とPMSがよくなりました」という答えです。

「生活習慣を変えるだけでいいの？」と半信半疑な人もいます。それでも、生理中に痛みどめを飲む量が6錠から1錠に減ったなど、具体的な改善が見られるのです。

むしろ「もともとは生理痛やPMSが軽いはずだけれど、生活習慣によって悪化させていた」というパターンが多いように思います。現代の生活習慣は、それほど体に負担をかけているともいえます。

10代は体のしくみ上、誰でも生理が乱れやすい時期です。成人以降は安定してきますが、仕事が忙しかったり、ダイエットを試してみたくなったりして、体にとってよくないことが起こりやすい時期でもあります。そのせいで生理痛やPMSが悪化しているのではないかと私は予想しています。

日本女性のうち、生理痛は7割、PMSは8割の人に自覚症状があります。

毎月必ずやってくることですから、何かしらの方法で対処すれば人生を快適にすごせるようになるはずです。

知識があれば、自分の体を守ることができる

「これって病院に行ったほうがいいの？」ということも、生理ではよくありますね。「生理痛やＰＭＳなのか、それとも病気の痛みなのか」「いつもより早く・遅く生理がきた」「量が少ない・多い気がする」など、毎月くるものだからこその悩みは尽きません。また、せっかく病院に行っても、「特に問題はありません」という診断を受けたこともあるでしょう。

こうやって、病院に行くハードルが高くなっていくのもわかります。この本の目標は、病院に行かない理由が「わからないから」「忙しいから」ではなく、きちんとした知識により、自分で「これは大丈夫」「これは病院に行ったほうがいい」と判断ができるようになることでもあります。

この本を読むと、女性の体にまつわる正しい知識が身につき、自分で「病院に行く判断」ができるようになります。

知識がないことが原因で、病気になる人や妊娠を希望したにも関わらず叶わない人を、増やしたくないと思っています。

また、「仕事を頑張ったから健康が犠牲になっている」という女性も多いです。しかし、せっかく仕事を頑張ってきたのに、頑張ってきた自分を否定するのは悲しいことです。

自分の体のことをよく知っている人は、自信を持って人生を生きている

2019年に20～50代の働く女性1000人にアンケート（日経BP総研との共同調査）を取ったとき、次のような結果がでました。

- 生理による不調は、仕事のパフォーマンスを低下させる
- 「自分は更年期障害だ」と自覚している人に昇級の話をすると、約半数の人は断ってしまう

・更年期の症状が理由で会社をやめようか考えたことがある人は、9割もいる

つまり、健康状態に不安があると、自信を持って仕事をすることが難しくなってくるのです。

一方で、ヘルスリテラシー（自分の体や健康についての知識を持っていて、知識を元に判断したり、役立てたりする力のこと）が高い人には、こんな特徴があることがわかっています。

・仕事のパフォーマンスが高い
・健康に働き続けられる自信がある
・生理や更年期などの症状に、正しく対処できる
・望んだ時期の妊娠や、不妊治療の機会を失うことがない

繰り返しになりますが、これは「健康に自信がある人」の特徴ではなく、「ヘルスリテラシーが高い人」の特徴です。健康について正しい知識を身につけるだけで、自信が持てます。自分の思うように働けて、体調もよくなり、自分の意志で妊娠できる可能性が高い。もし不妊症になったとしても、正しい不妊治療を受ける力もつけられることが大切です。

女性の体は、年代によって大きく変化します。

10代の不安定な生理が終わっても、20代で生理痛やPMSがひどくなるかもしれません。妊娠、出産をしたらまた変化が起こり、35歳ぐらいから生理周期が変わり、その後は更年期による症状が起きたりします。**女性の体の変化に伴う不安は、定期的にやってきます。**ですから、体の変化についてもぜひ知っておいてほしいのです。

私たちが6年かけて約2万人に調査をして、今ようやく出せる本です。あなたが思い通りの人生を送れるように、今出せる情報をすべて詰め込みました。

生理とPMSの悩みがない日々を手に入れて、毎日をめいっぱい楽しんでください。

細川モモ

WHAT YOU NEED TO KNOW ABOUT MENSTRUATION

PROTECTING YOUR BODY. WHAT YOU NEED TO KNOW ABOUT MENSTRUATION

CONTENTS

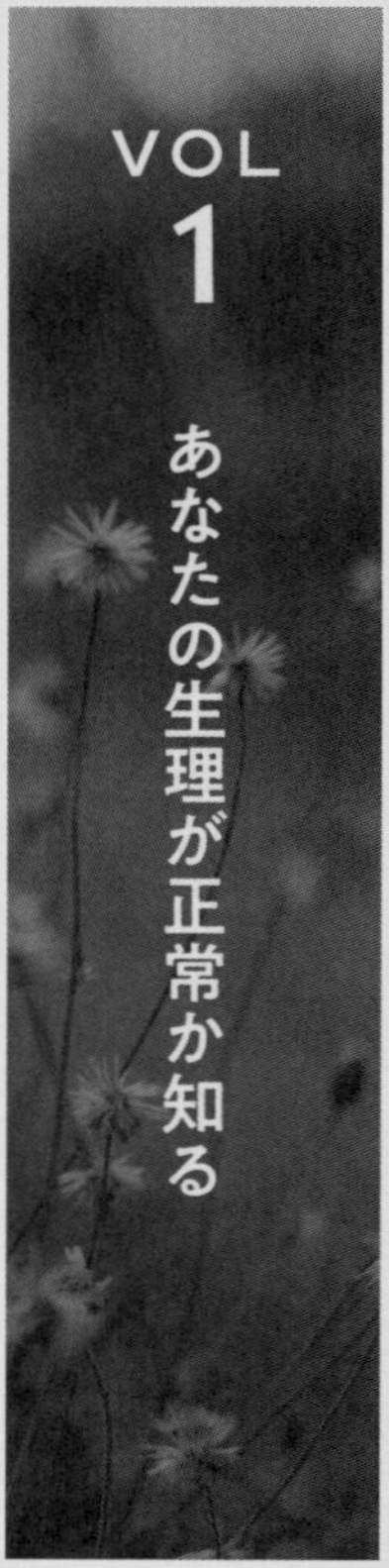

VOL 1 あなたの生理が正常か知る

CONTENTS

PROTECTING YOUR BODY.
WHAT YOU NEED TO KNOW
ABOUT MENSTRUATION

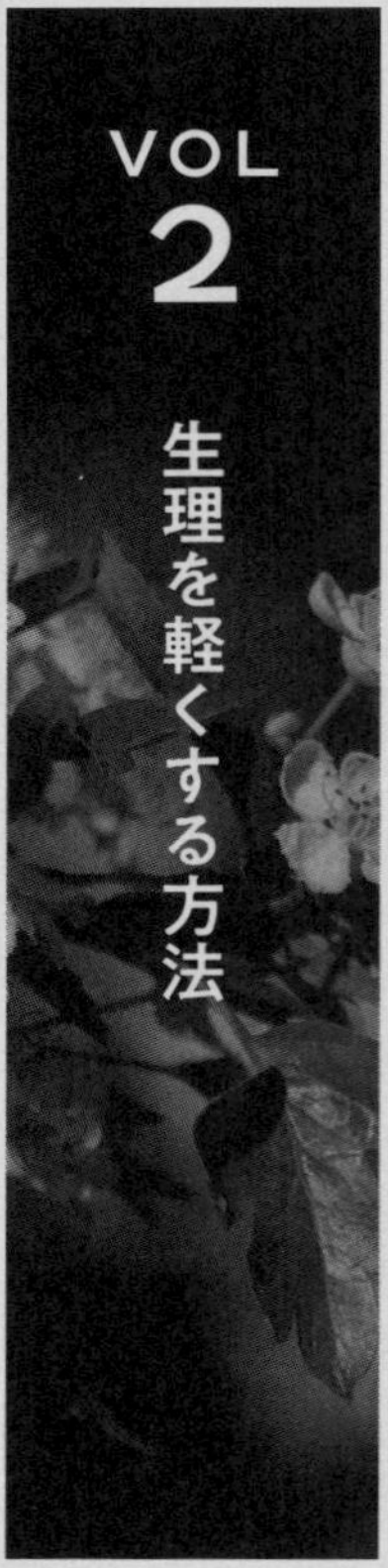

VOL 2 生理を軽くする方法

CONTENTS

PROTECTING YOUR BODY.
WHAT YOU NEED TO KNOW
ABOUT MENSTRUATION

CONTENTS

PROTECTING YOUR BODY.
WHAT YOU NEED TO KNOW
ABOUT MENSTRUATION

CONTENTS

PROTECTING YOUR BODY.
WHAT YOU NEED TO KNOW
ABOUT MENSTRUATION

VOL 3
血のことを知れば、女性の体の悩みはほぼ解決する

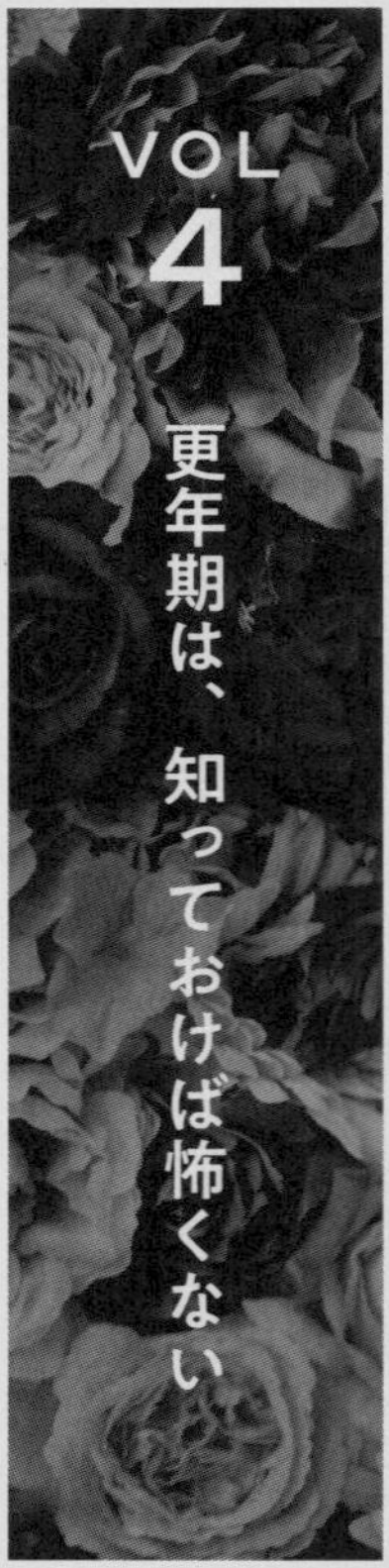

VOL 4 更年期は、知っておけば怖くない

CONTENTS

PROTECTING YOUR BODY.
WHAT YOU NEED TO KNOW
ABOUT MENSTRUATION

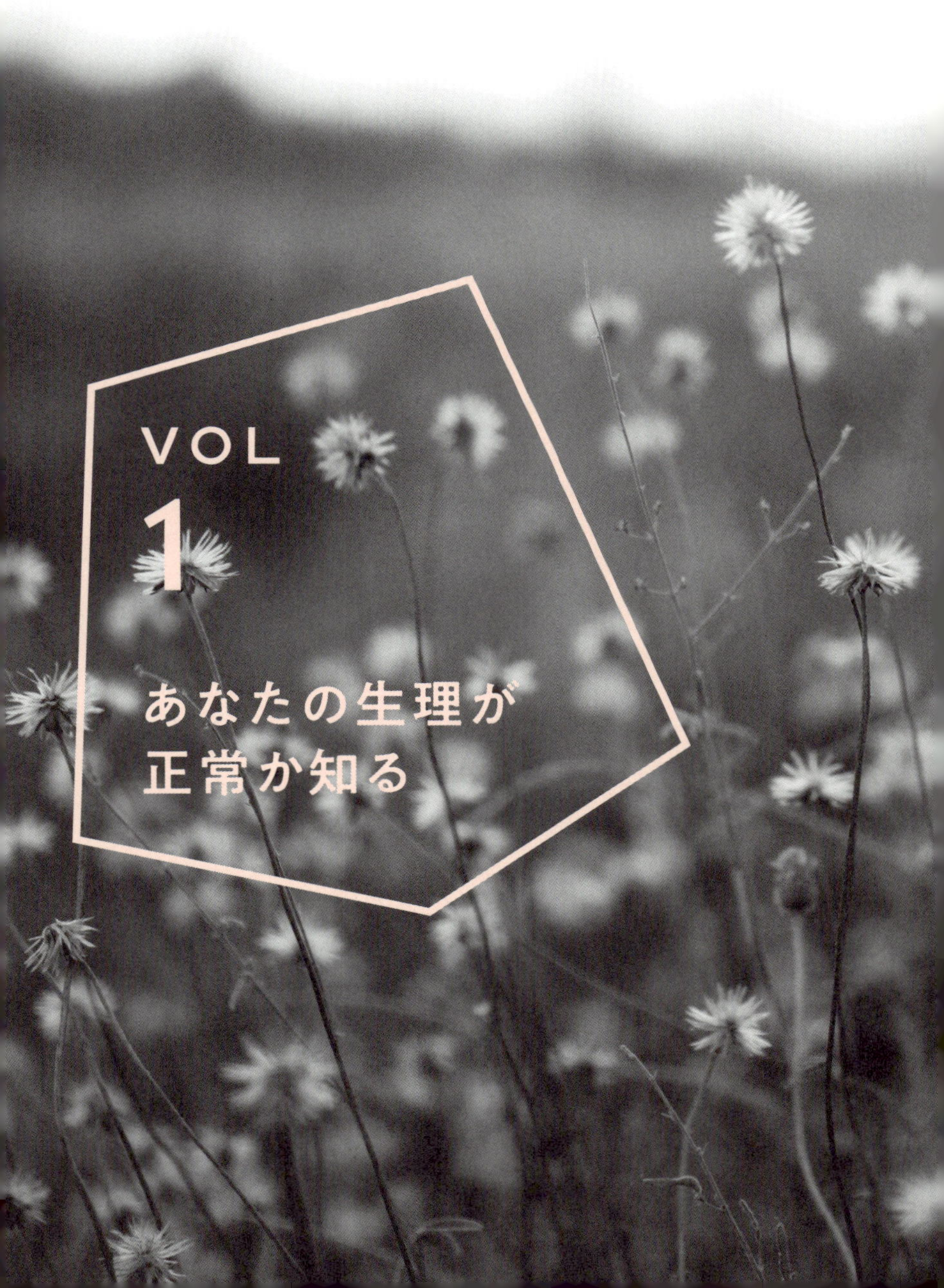

VOL 1

あなたの生理が正常か知る

あなたの生理は正常ですか？

あなたの生理は、正常でしょうか？　まず、正常な生理かどうかを知っておきましょう。

実は、「正常な生理」の定義ははっきりと決まっています。

・周期が25日以上38日以内
・出血している日数が、３日以上７日以内

このふたつに当てはまっているかどうかです。周期というのは、生理が始まった日から次に始まる前日までのことです。**これに当てはまらなければ、正常な生理ではありません。**まず、正常な生理とは、周期と出血日数だけで決まっています。

周期が24日以内だと、生理が起こりすぎています。逆に、39日以上だと少なすぎます。**これを「月経異常」といいます。**

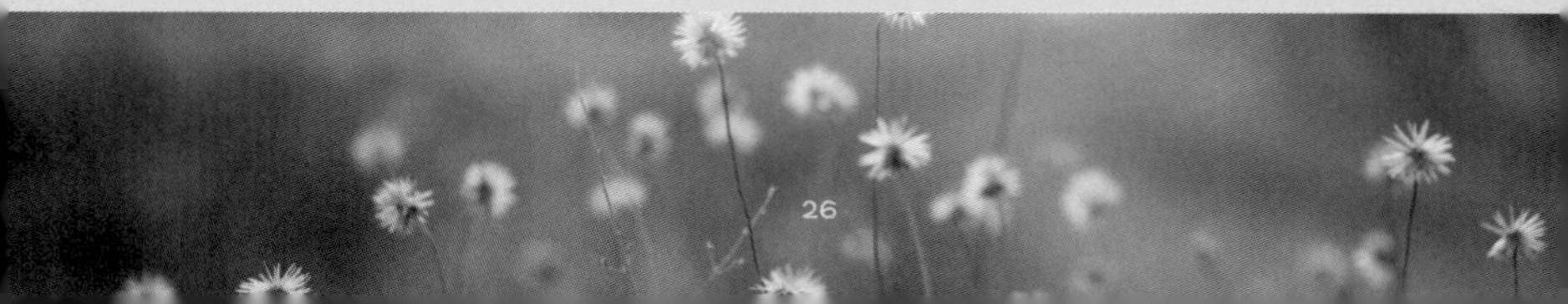

ただ、「その月にストレスがかかることがあった」「ものすごく忙しかった」などの理由が思い当たり、次の月にきちんと戻ったとしたら、それは異常ではありません。「正常な生理」の周期から外れた生理が2～3ヶ月続くようだったら、「月経異常」を疑ったほうがいいでしょう。病院に行ってください。

私たちが行った調査によると、正常な周期の人は約84％、正常な出血日数の人は96％ほどでした。あなたはどうですか？

もし外れていたら、正常の人数からは相当少ない割合ですので、まずは病院に行きましょう。生理周期と日数を知ることが、自分の健康状態を知る第一歩になります。

「普通」の生理とはなんだろう

正常な生理は日数によって決まるといいましたが、それではそもそも「普通の」生理とは一体何でしょうか。いつ始まり、何日くらい出血しているのが普通なのでしょう。

これは正式に医学で決まった基準はありません。

そこで、私たちが調べた生理についてのデータを紹介します。「平均」がわかれば、健康な人の正常な数値が見えてきます。

生理が始まるのがもっとも多いのは小学校6年生前後であり、生理が続く平均は3〜7日。生理周期は25日から38日未満が一番多くなりました。

また、生理痛がある人は約72％でした。あなたはどこに該当しますか？

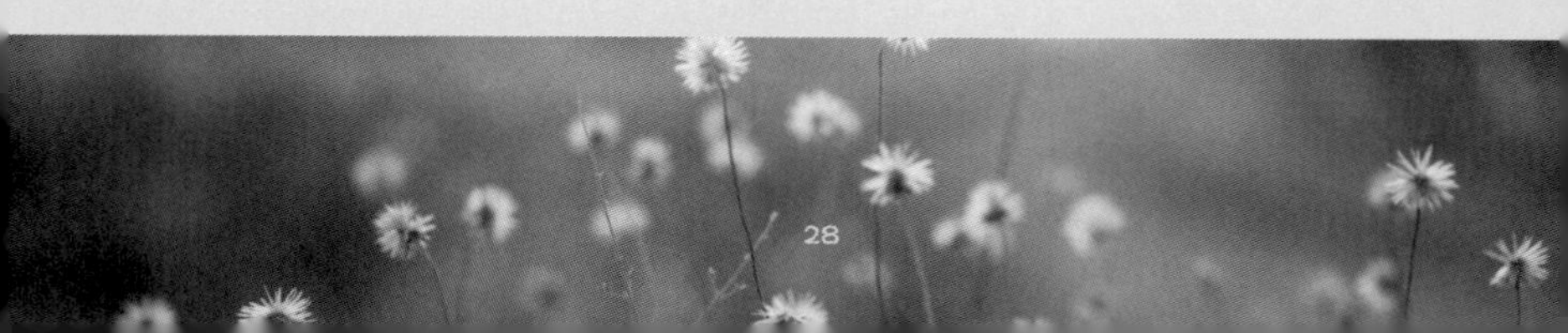

生理痛はありますか

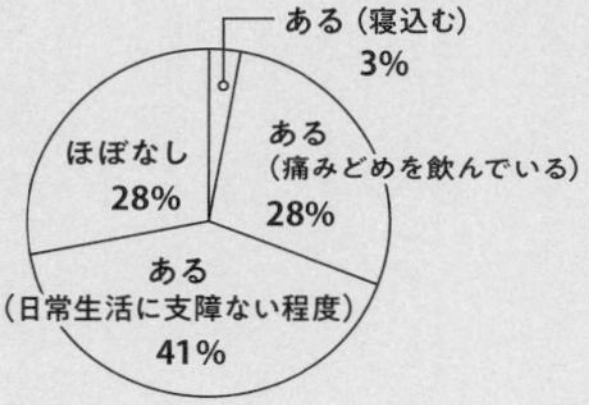

生理が始まったのは いつですか

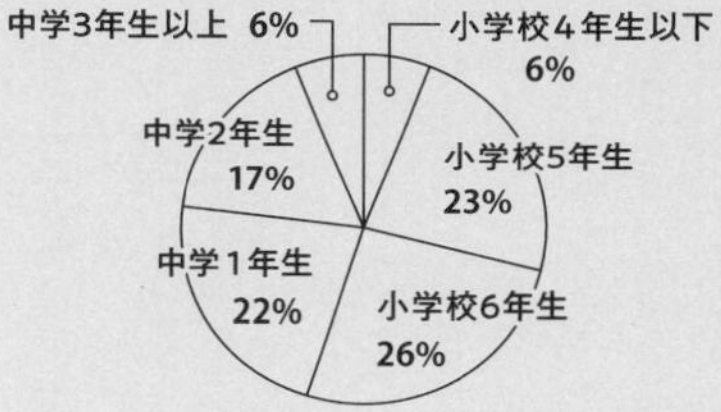

過去3ヶ月以上、生理がなかった経験がありますか

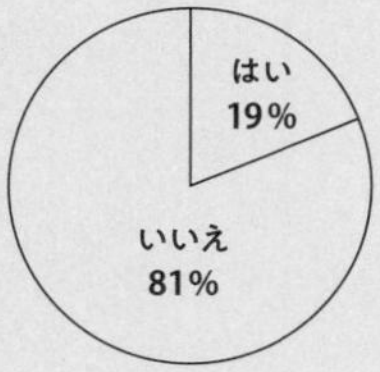

生理は平均 何日くらい続きますか

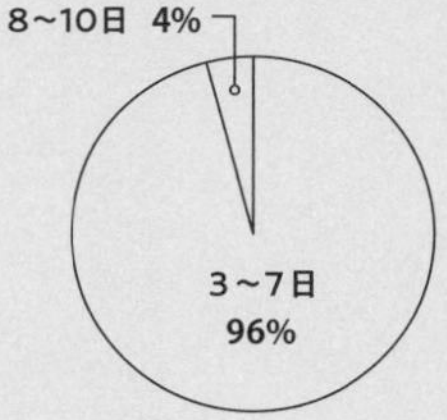

現在の生理周期は 何日ですか

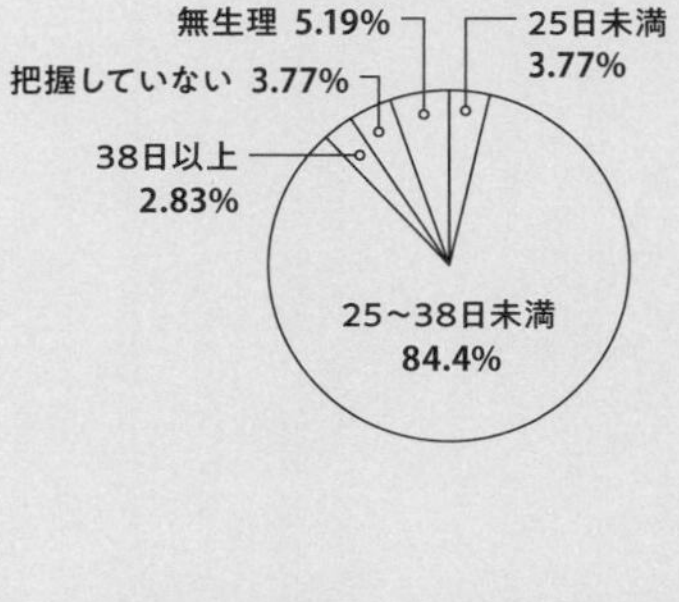

何歳で、どのくらいの血の量なのか

10代で初経（初潮）を迎え、20代、30代、40代と歳を重ねて50歳くらいで閉経に近づくにつれ、出血量が減り、日数も短くなっていきます。

つまり、歳をとって生理が変化するのは当たり前のことです。

日本女性の30万人を対象にした調査では、生理周期がいちばん長くなるのは25歳頃。45歳になるにつれて、約3日間短くなったそうです。**つまり、加齢とともに生理がくる間隔が縮まる、ということですね。**

周期だけでなく、30代になると出血量も減っていきます。「なにかの病気かな」と心配になると思いますが、周期も出血量も歳とともに変化することを覚えておきましょう。

具体的にどのくらいの量が減るのか、目安がわかると安心ですよね。

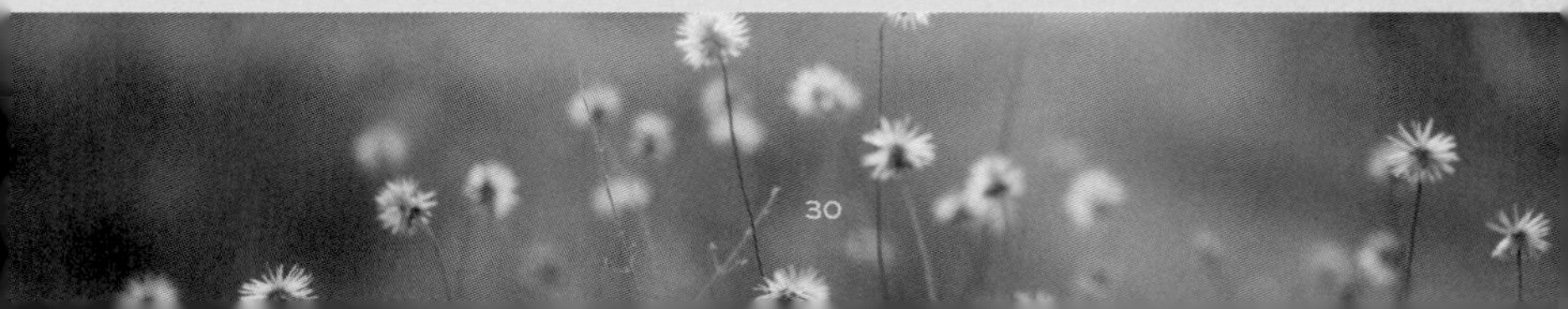

1回の生理で出る血の量は、約80mlといわれています。私たちの団体で、生理3日目の昼間のナプキンの枚数について調べたところ、一番多かったのは3枚使う人でした。

10〜40代の女性に「3日目の出血量についてどう思うか」を調べたところ、10代で「少ない」「やや少ない」と回答した人が27・4%でした。これが、20代では29%、30代では36・7%、40代では41・4%と明らかに年を重ねるとともに出血量が減っていることがわかりました（「ソフィ」アプリ調べ／ユニ・チャーム）。

35歳くらいから、生理の周期は短くなる

前の項で述べた通り、あなたが35歳以上なら、10代の頃と比べて生理の血の量が少なくなったり、周期が短くなったと感じたならば、その変化は正常です。

35歳を過ぎた頃から、だんだん卵巣の働きが悪くなります。

そうなると、脳が「卵巣よ働け！」と強く指令を出します。指令を出された卵巣は「働かなくちゃ」と頑張って排卵します。卵巣は今までゆっくり働いていたのに、脳が「卵巣よ働け！」といってくるので、卵巣は頑張って排卵し生理の回数が多くなります（といっても、正常な生理の周期25～38日の範囲内でです）。

そして40代では、卵巣が「もう疲れたよ……」となり、生理周期が正常な生理の周期から外れ、21日程度まで短くなることすらあります。さらに、生理の周期が一定でなくなったり、生理がこない月があったりしながら閉経に近づいていきます。

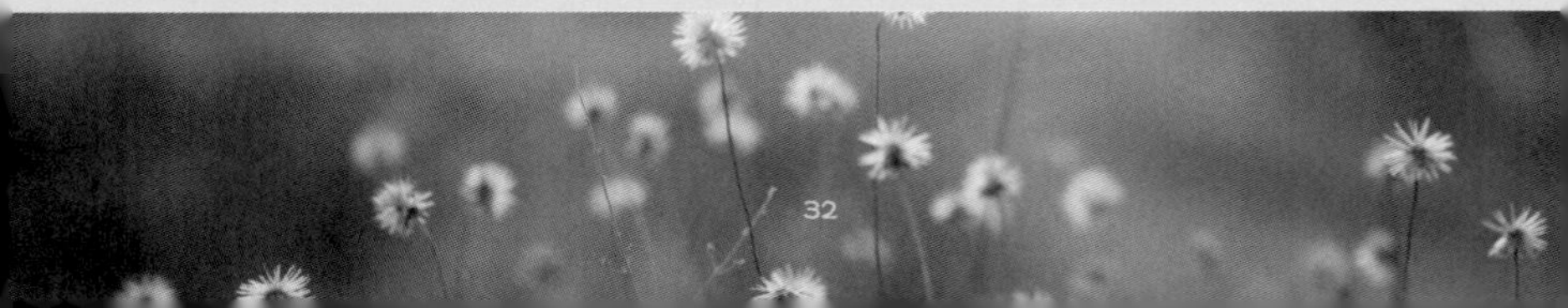

生理痛とＰＭＳがある人はどのくらいいるか

生理痛、ＰＭＳ（月経前症候群）は生理とは切っても切り離せません。ただでさえ不快な症状なのに、痛みや体の不安が毎月くるのは大変なことです。

「生理不調」とは、ふたつに分類されます。「生理痛」と「ＰＭＳ」です。

生理痛は、女性の約72％が感じています。このうち31％の女性は痛みどめを服用しなければいけないほどの痛みを抱えています。

ふたつめのＰＭＳは、女性の約96％（95・6％）が感じています。

ＰＭＳには頭痛や腹痛、肌荒れやむくみといった体に出る症状がメインのタイプと、精神的な浮き沈みやイライラといったメンタルの症状を抱えるタイプに分けられます。もちろん両方が起こることもあります。

メンタル型で、日常生活に支障が出るほど重たい場合は、ＰＭＤＤ（月経前不快気分障害）といわれます。

生理痛もPMSも症状と重さには個人差があります。ちなみに、誰もがうらやむ、「どちらも感じない」という女性はたったの2・5％です。

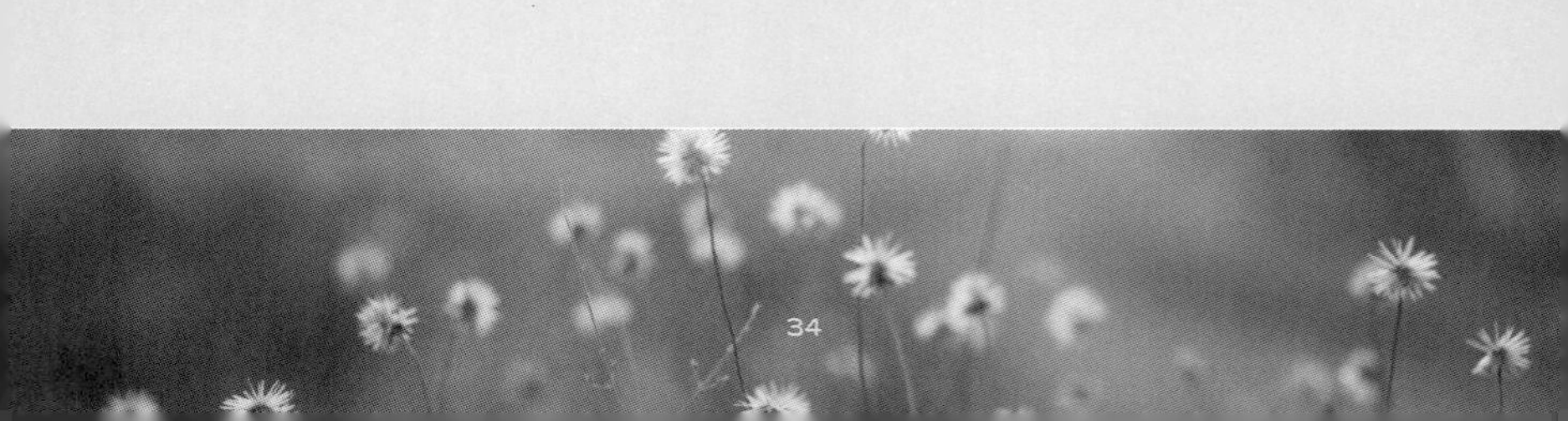

生理痛はなぜ起こるのか

どうして生理痛が起こるのでしょうか。生理全体のことを理解するには、まず生理のしくみをご説明すべきなのかもしれませんが、生理痛のことを知っておいたほうが、どうアプローチすればいいか理解がしやすくなりますので、先に説明します。

まず、10代と20~30代では生理痛の原因が違います。

「生理の血」とは、子宮内膜《しきゅうないまく》のことです。

子宮内膜とは、「体の中の卵子を育てるためのベッド」と聞いたことがあるかもしれません。女性の体は、毎月妊娠のために排卵します。同時に、受精したときのための場所を用意します。

それが、子宮内膜です。

受精しなかったときは、お役御免となったこの子宮内膜は排出されます。それがいわゆる「生理の血」です。

子宮内膜は、はがれたばかりのときはドロっとした血液の塊です。

これがそのまま子宮の下についている子宮頸管《しきゅうけいかん》に押し出されます。これは、子宮と膣をつなぐ細い管です。この子宮頸管は細く、押し出すために子宮を強く収縮しなければなりません。**このときの痛みが、生理痛です。**

子宮頸管に血を押し出すために、体はこの血の塊をサラサラにします。そのために必要なのが酵素です。酵素というとお肉を柔らかくしたり、汚れを落とすクレンザーにも使われますが、体の中ではたんぱく質の「分解役」です。これが子宮内膜の塊も溶かします。こうして、子宮内膜はスムーズに子宮頸管を通って体外に排出されます。

10代では、子宮の出口が狭いことにより、この痛みがおきます。この年代では子宮がしっかり育っていないので、子宮の出口が狭いのです。それで、生理の血がスムーズに外に押し出されず、血を押し出そうとして子宮の出口に圧がかかり、痛みが生じます。

これが20〜30代になると、子宮は育つのですが、ストレスを感じたり、偏った食事

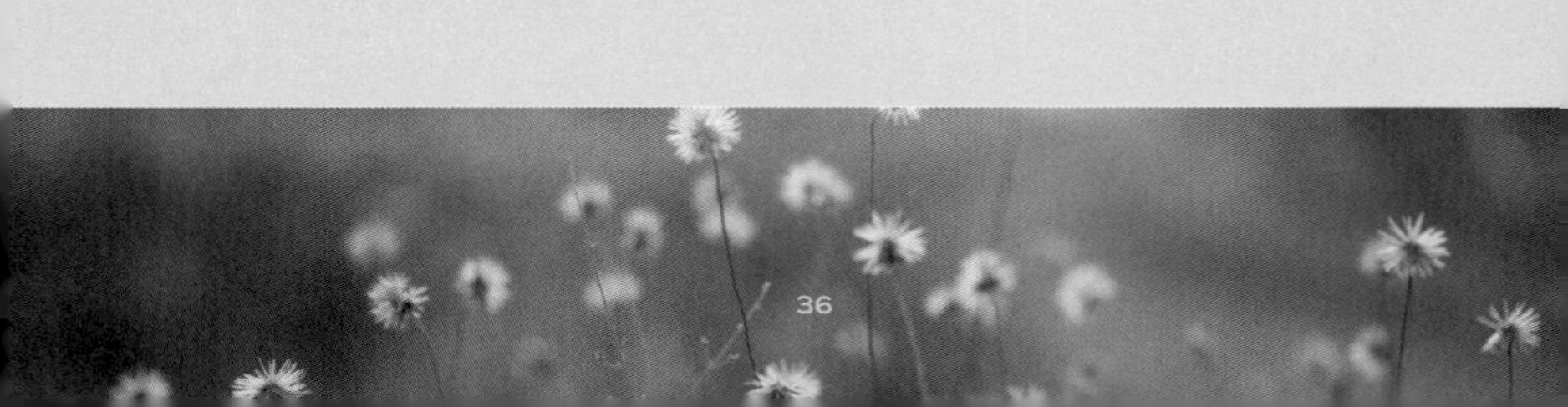

をしたり、不規則な生活になったりということが原因で子宮の収縮が強くなって、生理痛になります。

酵素がうまく働かなかったり、ほかにはホルモンバランスが乱れたり、冷えや栄養不足などで収縮が強くなることが原因なのですが、そうなってしまうのは、食生活を中心とした生活習慣が悪いからです(これらについては、のちほど詳しく説明します)。痛みを感じるメカニズムは同じです。つまり、大人は生活習慣が原因で生理痛が起こります。

ちなみに「赤ちゃんを産んだら生理痛がなくなった」という人がいます。赤ちゃんを産むと、子宮の出口が広がります。すると、子宮の出口に生理の血（経血）が引っかからなくなるから、痛みがなくなるのだといわれています。

しかし人それぞれで、出産、育児、社会復帰などの大きな変化が起こることによるストレスで生理痛やPMSが増す人もいます。

痛みの原因は「プロスタグランジン」

さきほど、生理痛が起こるのは、子宮頸管に血を押し出すために子宮が収縮するからだといいました。子宮をギューッと絞って押し出すのですが、その指令を出す役割なのが「プロスタグランジン」という物質です。

プロスタグランジンは痛みの物質でもあるため、多く分泌されてしまうとそれだけ痛みが増します。生理痛の原因は、このプロスタグランジンです。

どうして多く分泌されてしまうのでしょうか？　その理由はいくつかあります。

出産をしたことがない場合には、子宮頸管が硬く、膣が狭いために血液が通りにくいという理由があります。ほかにも子宮の位置が、前屈あるいは後屈になっていて、同じく血液が通りにくいという、形の問題の場合もあります。

あるいは、プロスタグランジンの生成が多い遺伝子を持つ人もいるという報告もあります。つまり、生まれつきです。

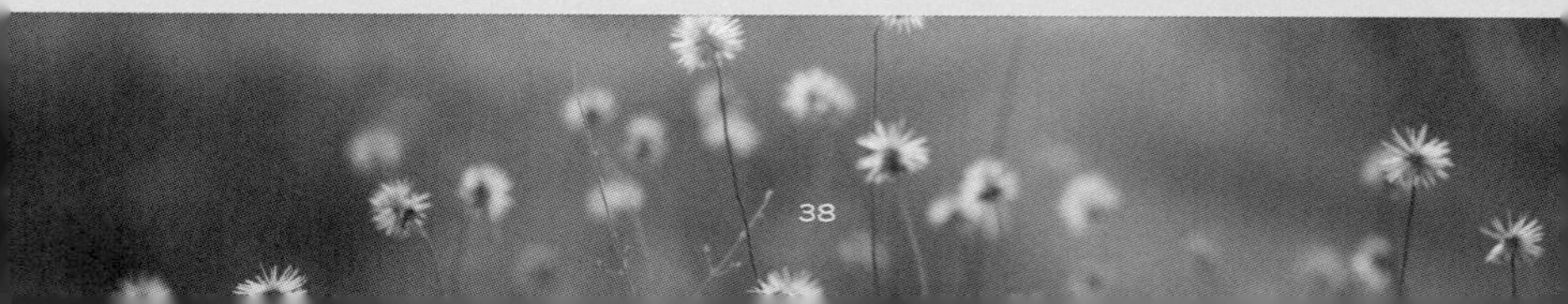

プロスタグランジンのせいではなくても、酵素がうまく働かず血液がドロドロになることで子宮頸管を通りにくくなることもあります。ここが通りにくいと、痛みを起こします。血流は栄養不足や便秘、冷えなどにより悪化するため、食事や生活習慣、体型が大きく影響しています。

つまり、痛みを緩和するためには、

- **プロスタグランジンを必要以上に分泌させないようにすること**
- **「血液をサラサラ」にして、血のめぐりをよくすること**

が大切です。

私たちの調査では、生理痛のある人とない人の違いに入浴回数がありました。特に、痛みどめを飲むほど症状が重い人で毎日入浴している人は29%でしたが、生理痛がほぼない人では42%でした。

さらに、プロスタグランジンはいくつかの栄養をきちんととることによって抑えることができます。

また、血液ドロドロを招く原因に「便秘」もあります。これも、食生活が影響しています。

生理痛をなくすには、なによりも「食生活の改善」です。これにより生理痛が緩和する人も少なくありません。

もうひとつ、年を重ねると生理痛が軽くなることもわかりました。というのも、私たちの調査では「生理痛」が「重い」と回答した割合が、10代では41・8%、20代では37・7%、30代が30・0%、40代が24・4%、50代が27・0%でした。年を重ねることにより、生理痛の悩みが軽くなっていくようです。

「出血量」は年齢とともに変化するとお伝えしました。つまり、生理の悩みは若いときほど重たく、子宮の成熟に伴って、年とともに軽くなる傾向にあることがわかります（「ソフィ」アプリ調べ／ユニ・チャーム）。

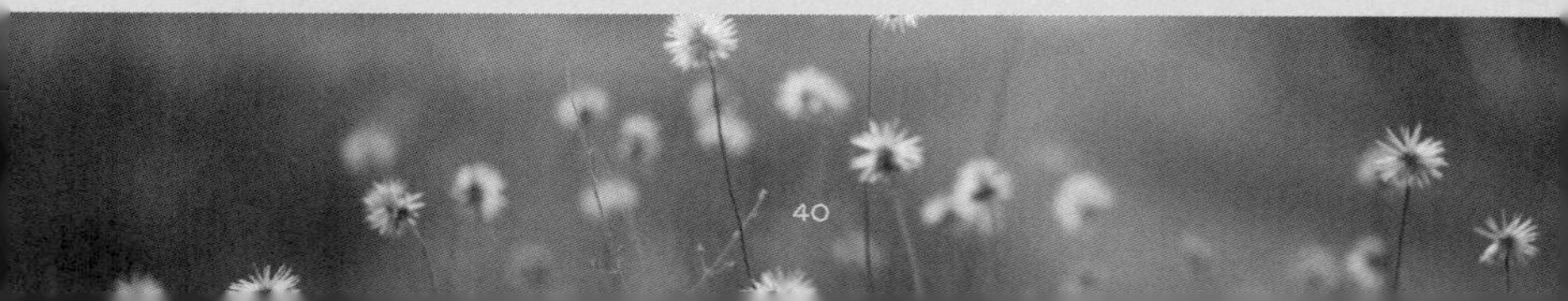

PMSの具体的な症状ははっきりと定義されていない

そもそもPMSの具体的な症状とはどのようなものでしょうか。

腹痛といった身体的なものから、イライラしやすいなど精神的なものもありますが、じつはまだ、PMSには具体的な定義はありません。

しかも、体に表れるタイプと精神的なタイプに分かれるため、「私のこれって何なんだろう？」と不安になることもあると思います。自分が自覚している症状は他の人たちも抱えているものなのか、異常のサインなのかは気になりますよね。私たちが調べた結果「気になる症状」は次の通りです。

1位　イライラする
2位　眠い
3位　肌が荒れる
4位　下腹が痛む

5位　ゆううつになる
6位　怒りっぽくなる
7位　頭痛がする
8位　疲れやすい
9位　胸が張って痛い
10位　むくむ

この他にも、手足の冷え、不安感、集中力の低下などの症状がありました。

あなたにも当てはまるものがありましたか？　重度なら薬を飲むのがいい場合もありますが、ホルモンの状態や水分、血液の流れには生活習慣や食事が影響しています。症状をきっかけに、生活を見つめ直してみるのはいかがでしょうか。

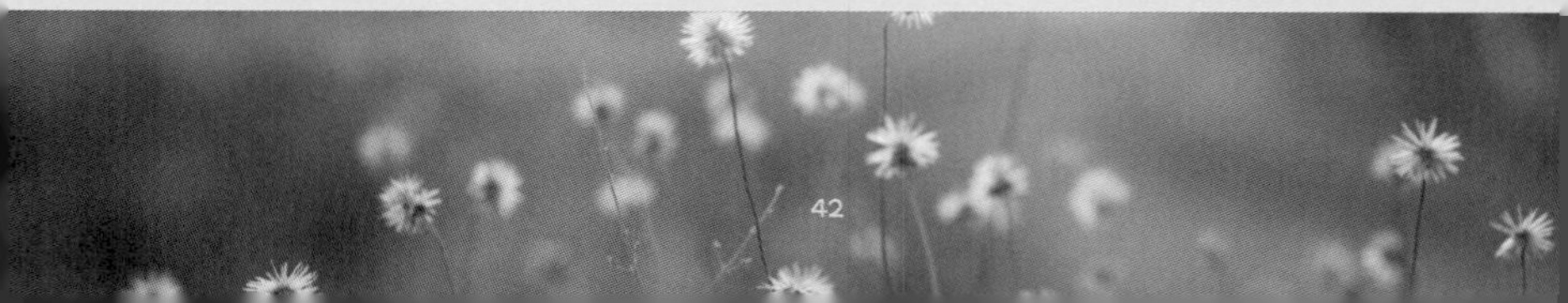

生理に関わる「ホルモン」は主にふたつ

ＰＭＳの原因の話をする前に、「女性ホルモン」について知っておきましょう。

生理に関わるホルモンは、ふたつの「女性ホルモン」の働きによって起きています。

エストロゲンとプロゲステロンです。

エストロゲンは、簡単に説明すると「女性らしい」ことを司るホルモンです。生理を起こす他には、コラーゲンをつくったり、脂肪の新陳代謝をよくしたりします。つまり、肌や髪をきれいにして、女性らしい丸みをおびた体つきにします。**また、骨にカルシウムを吸着させて骨を丈夫にもします。**

このホルモンは、生理中は、排卵した卵が安定して落ち着けるように、つまり子宮内にふかふかのベッドをつくるため、子宮内膜を厚くしたり、精子が通りやすくなるように、子宮頸管の分泌液を増やしたりします。

プロゲステロンは、妊娠するのに必要なホルモンです。受精卵が育つために、エストロゲンが厚くした子宮内膜を、より着床に適した状態にしたり、母乳をつくる乳腺を発達させたりします。

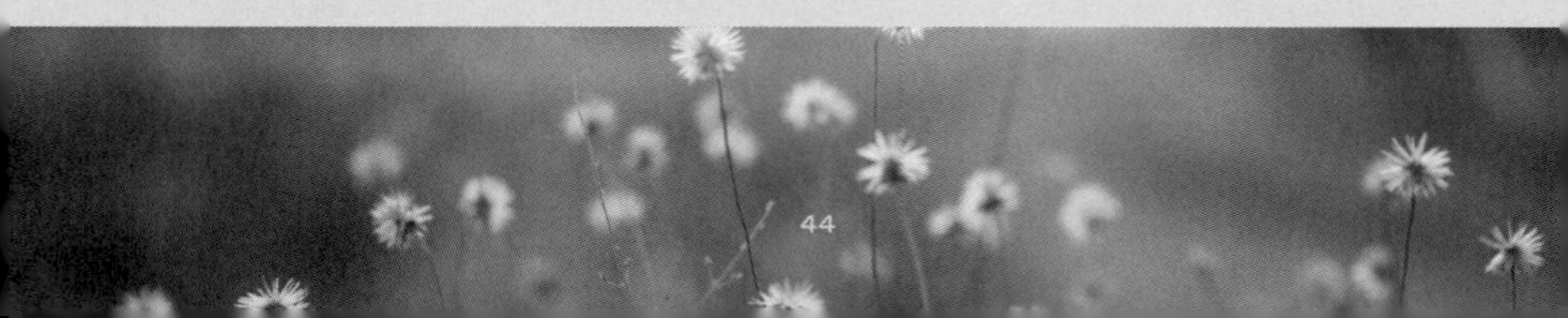

ＰＭＳの原因とは

ＰＭＳは症状がさまざまなので、原因もいろいろありますが、プロスタグランジンと、前の項のふたつの女性ホルモンがアンバランスになることで起こると考えられています。

エストロゲンとプロゲステロンは脳から指令され分泌されるのですが、これは加齢やストレス、やせや肥満といった体型からも影響を受けて、量が変化します。

つまり、ＰＭＳや生理痛の症状はずっと変わらないということはなく、加齢や体型の変化、出産といったライフイベントにより軽くなることや重たくなることがあるのです。

なぜ生理前にＰＭＳが起きるのでしょうか。

生理前は、妊娠に向けて子宮を最適の状態にするために栄養を蓄えようという時期ですので、水分や栄養を溜め込む必要があるためです。子宮に栄養が集中するため、体の他の部分の栄養が不足して、その結果頭痛やこむら返りなどが起こります。

栄養を溜めなさいという指令を出すのがプロゲステロンです。ＰＭＳの時期はプロゲステロンの分泌が続くことでむくみやすくなります。

また、プロゲステロンにはインスリンの働きを悪くさせる作用もあります。インスリンとは、血糖値を下げるものです。これが働きづらくなるということは、血糖値があがるということ。そうなると、食欲が暴走したり、これをとめようとして分泌されたアドレナリンにより攻撃的になったりイライラしたりします。

ＰＭＳにはホルモンの低下も関係します。詳しくは次の項で説明しますが、「セロトニン」というホルモンが低下してしまい、疲労や不安、抑うつ、イライラなどを感じるようになります。

こうした変化は正常に生理が来ていればすべての女性の身に起きていることです。

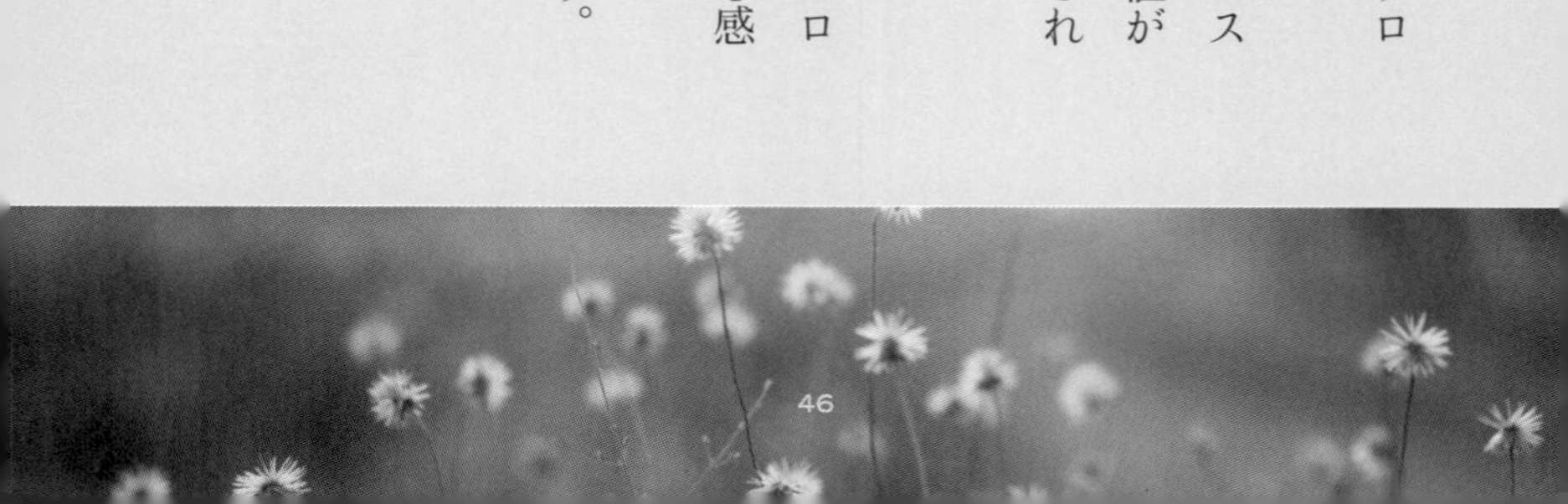

セロトニンが減るとPMSになる

先ほど、PMSの症状には、セロトニンというホルモンが大きく関わっているといいました。生理前は、このセロトニンが減ります。

第2章の改善の方法で詳しく説明しますが、セロトニンは午前中の日の光を浴びることで分泌されるため、日照時間が短くなる冬に一番低下します。冬は、落ち込みやすく塞ぎがちになるだけでなく、満腹感を感じにくくなり、過食したり過眠になったりすることがあります。こうした冬に起きる現象が、生理前にはセロトニンが少なくなることにより起きてしまいます。

ですので、セロトニンが減りすぎないような食事や生活習慣をして、生理痛を引き起こすプロスタグランジンを抑制する食事をすればいいわけです。

私たちの調査では、生理痛やPMSについてどんな対策をしているかという質問に対して、1位は「とくになにもしない」でした。つまり、多くの女性が生理痛やPMSは「仕方ないもの」と捉えていて、じっと耐えているということです。生理が続く限り耐え続けなければならないというのは、大きな苦痛です。

女性ホルモンの減少の原因で、加齢とは関係ないものに、ストレスがあります。

人間関係やさまざまな変化で強いストレスを感じて生理がとまってしまった、という経験をしたことがある人もいると思います。

年齢に関係なく、強いストレスや慢性的なストレスを感じると脳の司令塔から卵巣への指令がうまく届かなくなり、排卵や生理がとまってしまうことがあります。

ストレスや生活習慣、生活環境には個人差がありますから、生理痛やＰＭＳに個人差があることは当たり前です。生理前のメンタル不調はあなたのせいではありません。「ホルモンの大暴走」ととらえましょう。

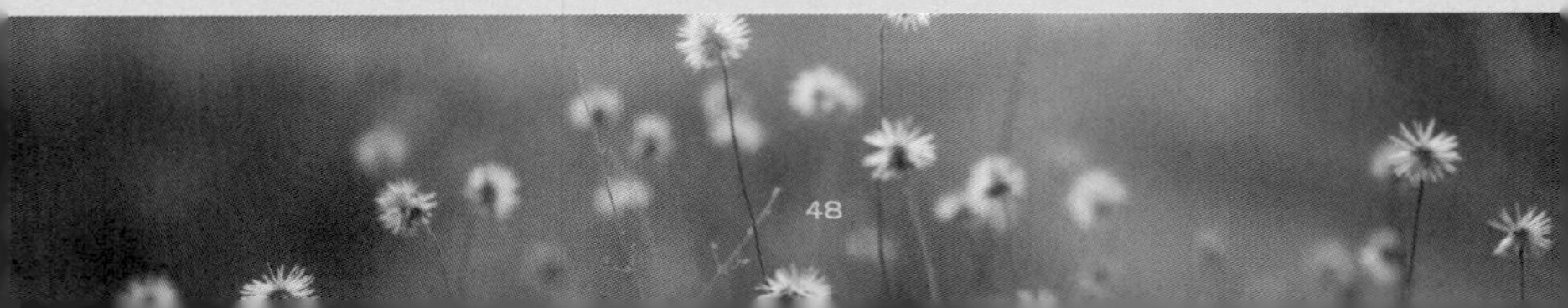

生理のしくみとは

さて、ようやくここから生理のしくみを説明していきます。子どもの頃教科書で習ったかと思います。そして、ここで説明することをきっちり覚える必要はありません（興味がなければ読み飛ばしてもらっても大丈夫です）。ざっと思い出すくらいでOKです。

そもそも、生理とは何なのでしょうか？

生理とは、私たち女性の体内で「卵を育てる期間に起こるイベント」のことです。自覚はないのですが、私たちは毎月卵巣の中で卵子という卵を育んでいます。鳥は、卵を産んだあとに、それを温めて孵化《ふか》させますね。人はそれを体内でやっています。しかし、私たちの卵巣にある卵子は精子と出会っていませんので、妊娠する力はありません。ですが、いつ精子と出会って命を宿してもいいよう、毎月「原子卵胞」という眠っている卵子たちからひとつを育てて、精子と出会う準備をします。生理のはじまりは、出血ではなく卵を育てるところからです。
卵子のもとになる卵は、眠っているところを卵胞刺激ホルモンによって数十個から数百個起こされます。その中からひとつだけが育ちます。選ばれた卵がさきほどのエストロゲンの分泌により、妊娠に向けて成熟していきます。妊娠するために卵は目覚めるのですから、眠っていた場所から精子と出会う場所に移動しなくてはいけません。これが「排卵」です。

この排卵を起こすために、脳からの指令で「卵胞刺激ホルモン」と排卵をさせる「黄体形成ホルモン」が増えてきます。そして、排卵はこのふたつのホルモンの急増から16〜32時間後に起こります。

無事に排卵が終わると、「お疲れ様でした〜」というように、卵胞刺激ホルモンと黄体形成ホルモンの血中濃度は低くなっていきます。破れた卵胞は卵子を放出したあとは、「プロゲステロン」という女性ホルモンに変わります。43ページで説明したＰＭＳに深く関わるホルモンですね。

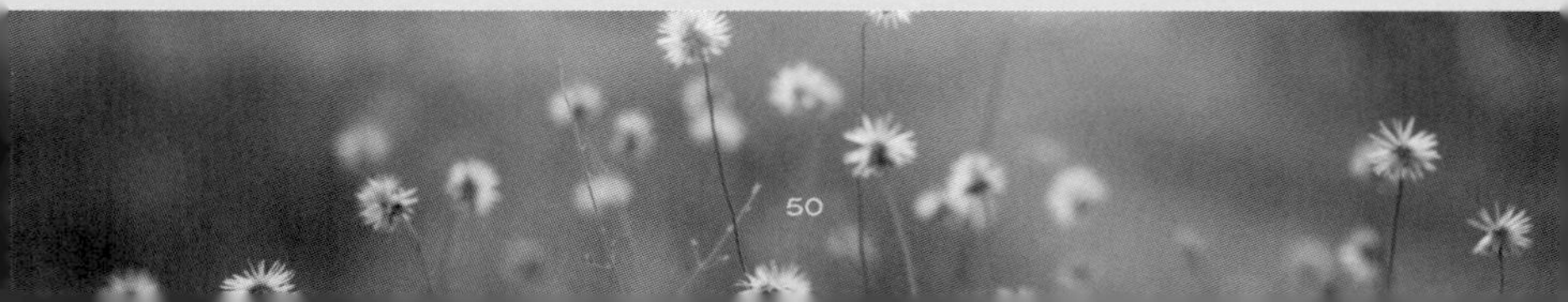

そして、このプロゲステロンとエストロゲンの女性ホルモンによって栄養と水分が蓄えられ、子宮内膜が厚くなってふかふかのベットになり、妊娠の準備はオッケーという環境がつくられます。

ふかふかベットをつくるために2週間ほどプロゲステロンが出る状態が続き、この時期にPMSになります。

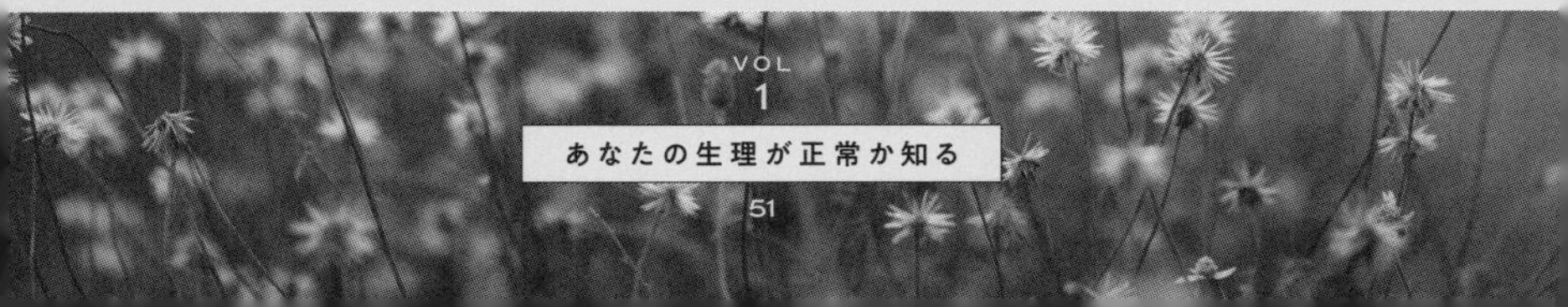

いちばん妊娠しやすい日は排卵日ではない

もっとも妊娠しやすい日を知っていますか？
妊娠を望む場合でも、避けたい場合でも、排卵日に関する正しい知識は重要です。
もっとも妊娠しやすい時期は、排卵1日前と2日前です。排卵当日はちょっと妊娠率は下がり、排卵1日後はあまり妊娠しません。「排卵する前なのに妊娠しやすいの？」と不思議に思いますよね。

これは、精子と卵子の寿命の違いによるものです。排卵をしたら卵子は約1日しか生きていけないのに対して、精子は女性の体の中で約2～3日は生き続けることができます。精子と卵子がタイミングよく出会うためには、卵子が生きている24時間内に出会わなくてはならないのです。

精子も卵子に出会う前には長く過酷な旅をしますので、排卵日にセックスをしてもタイミングがずれてしまうこともあります。「排卵日にセックスをしたら妊娠する」

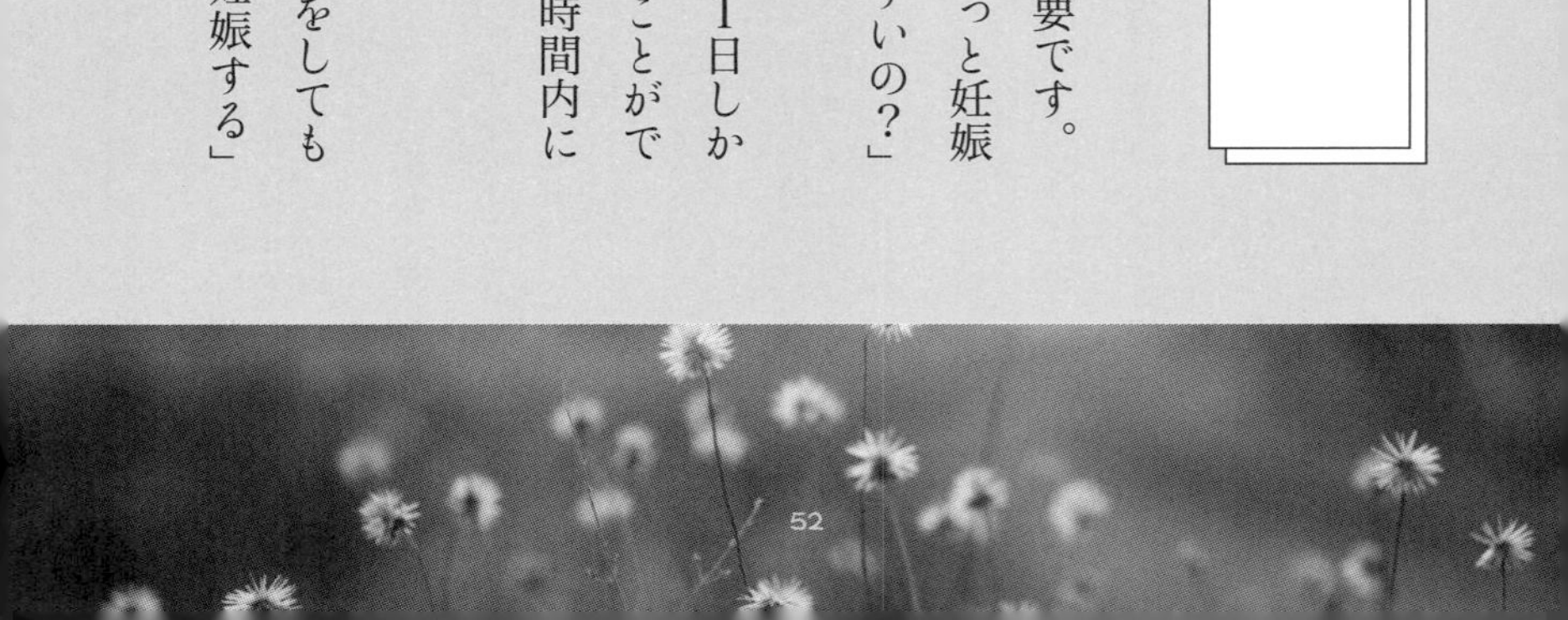

と思っている人は多いと思いますが、実際のところその確率は20%ほどです。思っていたより低いですよね。

本気で妊娠を望む場合は、排卵日前に精子をスタンバイさせておく必要があります。見事運命の出会いを果たすことができれば、受精卵という形でひとつになり、一生懸命用意された子宮内膜のベッドで、赤ちゃんへと成長していきます。

「生理の血」とともに栄養も流される

卵子は、排卵が起きてから約1日しか生きられないといいました。24時間以内に受精が起こらなければ着床しないので、エストロゲンとプロゲステロンが減少し、厚みを増していた子宮内膜は崩れてはがれ落ちます。このとき、卵子も一緒に流れ出て、ここで私たちが生理と呼ぶ状態が起こります。

子宮内膜を厚くするために女性は栄養を使うので、ここで出血するということは、栄養を流すことにもなります。**月に1回、鉄を中心に栄養を失っているのです。**

いつまで生理が続くのかは、卵子の在庫次第です。卵子がなくなれば「閉経」を迎えます。男性は精子をつくり、女性はもともと持っている卵子を成熟させるためにそれぞれ栄養を消費します。

卵子は精子と違い、体の中でつくられることはありません。女性は、お母さんのお腹の中にいるときに卵子の原形をなんと約700万個も持っているのです。

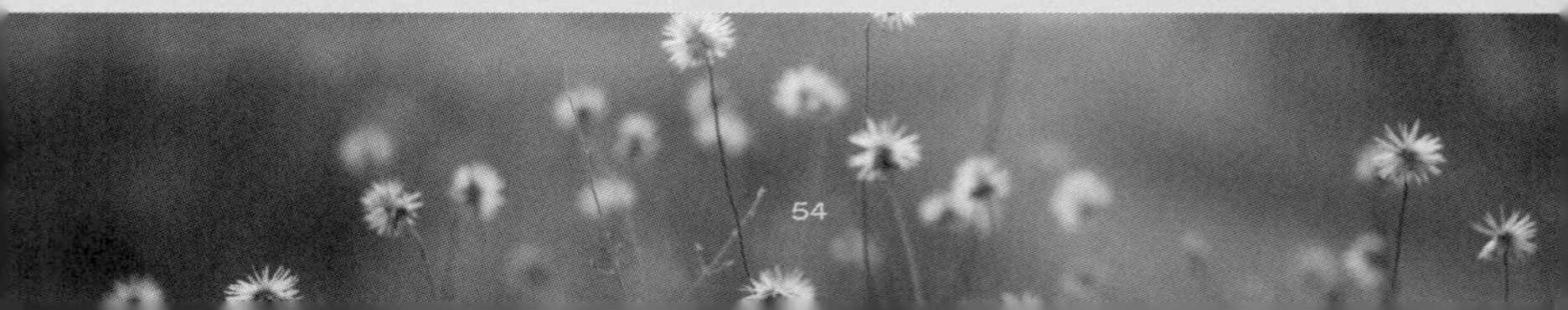

これが誕生するときに約200万個に減り、15歳くらいで約30万個になっています。もちろん、毎月の排卵により減っていき、この在庫が尽きれば「閉経」です。ただし、卵子の数は皆同じではありません。**喫煙や栄養失調、やせすぎなどの要因により実年齢よりも早く減ってしまうことがあります。**

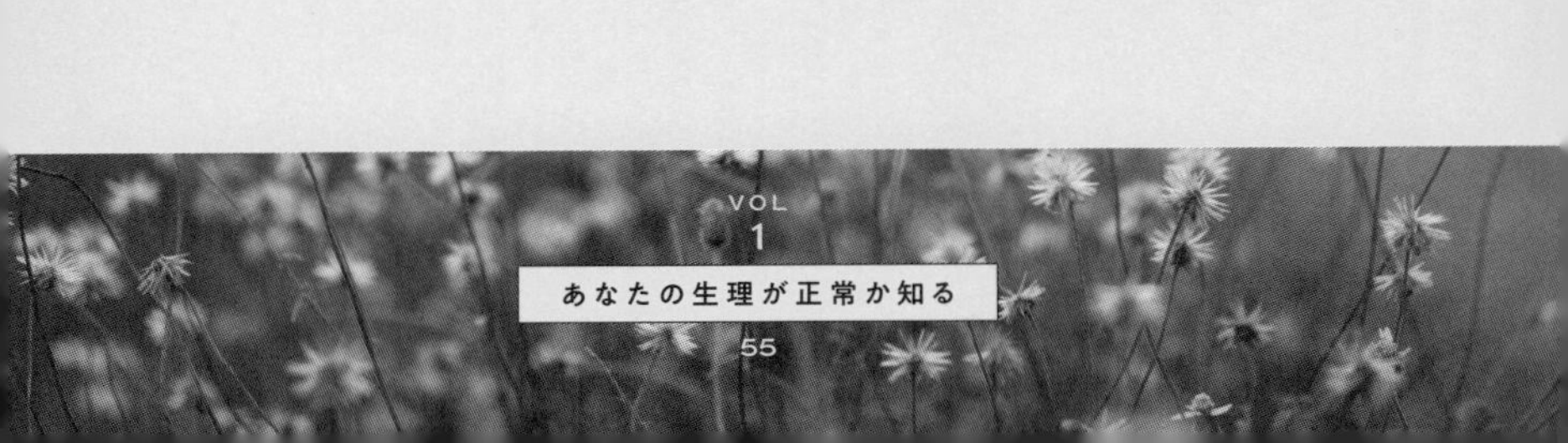

おりものは「いい菌」でできている

おりものとは何でしょうか。

おりものとは、体を守る大切なものです。

膣の中のおりものの中には、菌がたくさんいます。**これらの菌は酸性で、膣からお腹へ雑菌が入ってこないように守っています。**女性の体は、男性と違って膣からも外とつながっています。ここを守るのがおりものです。

正常なおりものは、白っぽくて卵白のような見た目をしています。量は個人差が大きく、普段から多い人も、ほとんどない人もいます。通常、粘り気のあるドロッとした状態になります。

普段はこういう状態ですが、排卵の時期にだけ、おりものは変わります。

排卵の時期のおりものは、精子が子宮の中に入っていきやすいように変化します。

この約2〜3日の間は量が増えます。色は透明に近くなり、粘り気は少し減り、とろ

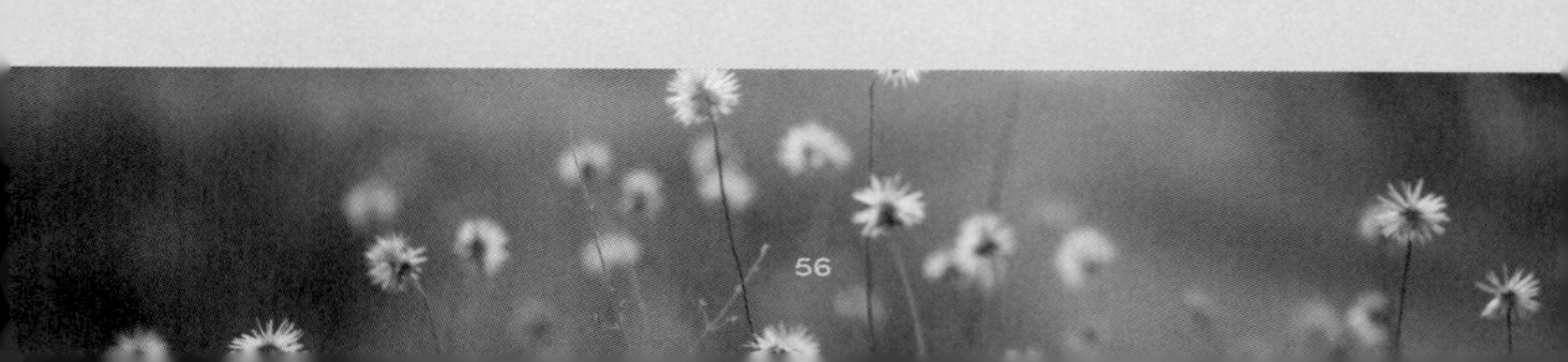

みのある状態です。触るとよく伸びるのが特徴です。

排卵が終わると、おりものの量は徐々に少なくなっていきます。色は透明からいつもの白っぽい色へと変わっていき、粘り気のあるドロッとした状態になります。


正常な変化は、この排卵にともなう変化です。


もし、明らかにおりものに色がついている場合や臭いが気になる場合は、病院に行きましょう。緑膿菌などのばい菌がいる場合は緑色になり、大腸菌がいるときは黄色っぽく、出血が混ざっていると赤茶っぽくなります。

また、クラミジアや淋菌などの性感染症の場合もおりものが変化します。

自分の普段の生理周期によるおりものの変化を知っておくと、早く異常に気がつけますね。

デリケートゾーンはぬるま湯で洗う

デリケートゾーンは清潔に、が鉄則です。では、正しい洗い方とは何でしょうか？

それは、膣の外側だけをデリケートゾーン用の石鹸で洗うことです。ぬるま湯のみで洗ってもOKです。

その理由を説明します。

先ほど、膣の中には酸性の菌がいて、雑菌が入ってこないように守っていると説明しました。つまり、膣には自分できれいにする力である自浄作用があり、そんなに洗わなくても雑菌が入ってこないしくみになっているのです。

酸性の菌が守ってくれているので、膣の中は酸性になっているのが良い状態です。

しかし、普通の石鹸はアルカリ性です。普通の石鹸で洗うと、膣の中が酸性からアルカリ性に傾いてしまいます。すると、膣の自浄作用が弱くなり、雑菌が入ってきやすくなってしまいます。

だから、膣の外側をデリケートゾーン用の石鹸か、ぬるま湯で洗ってほしいのです。

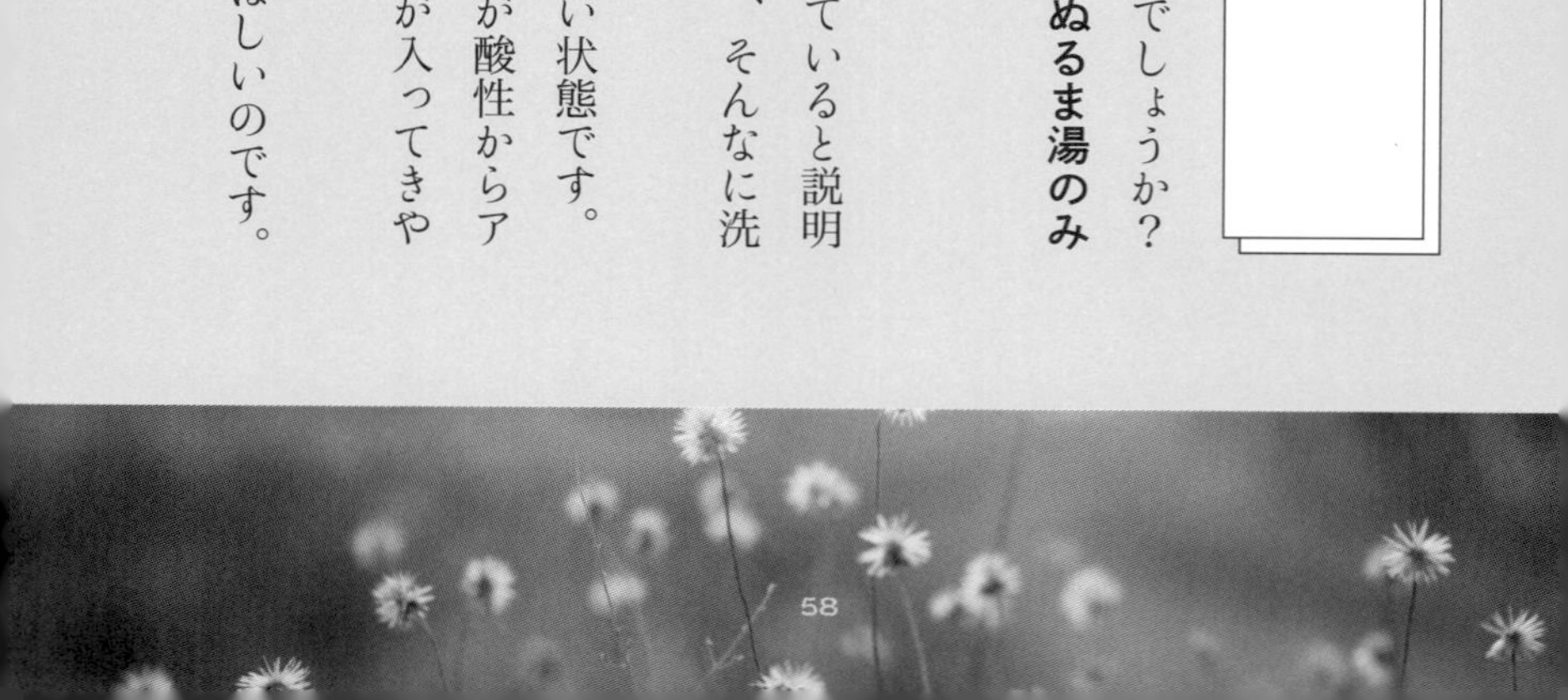

デリケートゾーン用の石鹸は、膣の中を酸性に保てるように考えられてつくられているものが多いです。よく「PH値に配慮」などと書かれているものがあります。この「PH値」というのが、酸性かアルカリ性かを示す尺度で「酸性に保てるように配慮していますよ」という意味です。

また、石鹸を使わないとしても、膣の中を洗うのはよくありません。酸性の菌が流されてしまいます。膣の中の粘膜が傷つくと病気の原因になります。

洗った後はきちんと拭いて、乾燥させましょう。湿ったままだと、かゆみやかぶれの原因になることがあります。

かゆみ対策は「清潔にする」しかない

デリケートゾーンのかぶれやかゆみの何よりの対処法はデリケートゾーンを清潔に保つことです。

かぶれやかゆみの原因は、ムレと汚れと摩擦です。

肌の表面に残った経血や汗により、湿った状態になると傷つきやすくなります。これらの汚れに雑菌が繁殖することによりかゆみが起こります。また、弱った肌とナプキンがこすれて摩擦がおきますが、これも原因になります。

この3つを防ぐために、次のような方法をおすすめします。

・オーガニックコットンのナプキンを使う

オーガニックナプキンは、オーガニックコットンなどの自然な素材でできているので、肌ざわりがよく、かゆみやかぶれが改善されることがあります。また、通気性がよいのでムレにくくなります。

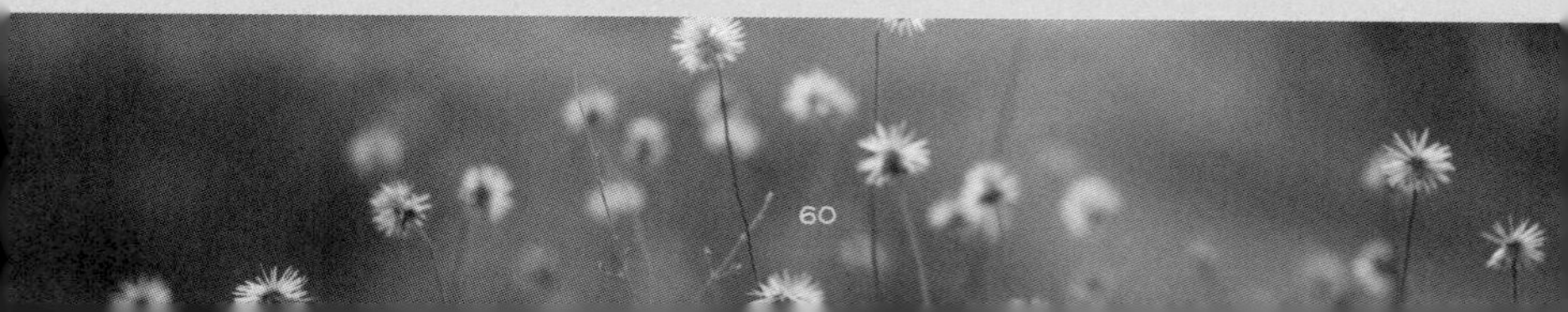

・ビデがなければ、ウエットティッシュで清潔に保つ

外出先などでビデがない場合は、ウエットティッシュでやさしく拭きとるのもいいでしょう。

・専用の石鹸や、ぬるま湯でやさしく洗い、ごしごし洗わない

石鹸を使う場合はよく泡立てましょう。どちらも、手で優しく洗いましょう。それでもよくならなくて、外陰部の表面だけのかゆみやかぶれなら、市販の塗り薬を試してみましょう。

・軽く膣内洗浄をする

おりものがおかしかったり膣の中にかゆみがある場合はおすすめです。薬局などで売られている、使い捨てのビデを試してみるのもいいでしょう。おわりかけの生理の経血を押し流し、生理を早く終わらせることもできます。

初経について

最初の生理のことを「初経」といいます。日本女性の初経の平均年齢はだいたい10～14歳です。小学校高学年～中学校にかけてほとんどの女性が生理のはじまりを迎えます。

なぜ、年齢にばらつきがあるのでしょうか。

初経には、体格が影響しています。身長や体重が急激に増加したとき、胸がふくらんできたとき、おりもので下着が汚れはじめたときが生理がはじまるサインです。特に体脂肪が大切で、体脂肪率が17％を超えることが条件だといわれています。体格のよい女の子は生理が早く始まる傾向にあり、やせ型の女の子は始まりが遅くなる傾向にあります。

10歳未満でとても早く生理がきてしまうことを「早発月経」といいます。反対に、

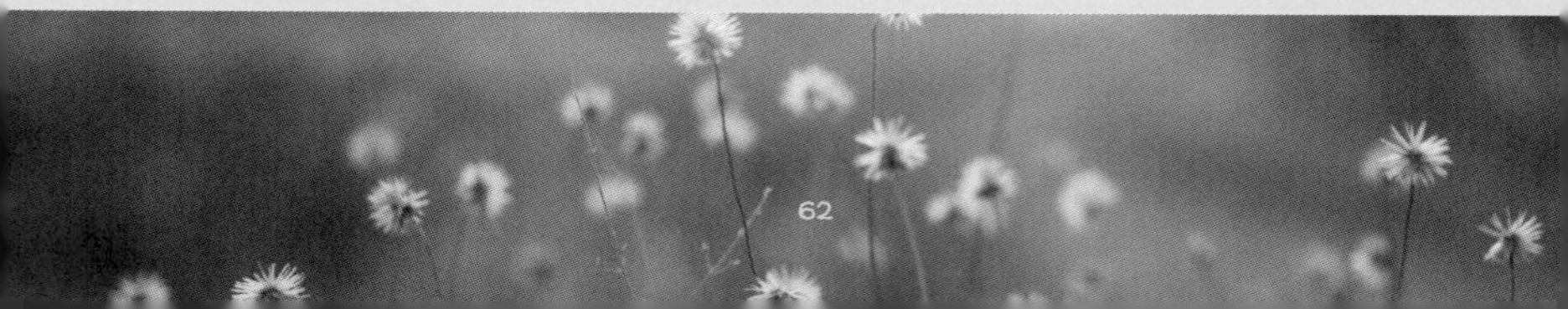

15〜18歳に迎えることを「遅発月経」といいます。18歳を過ぎてもこない場合には「原発性無月経」といわれます。

生理のはじまりが早い場合、女性ホルモンにさらされる期間が長いので、乳がん、卵巣がん、子宮内膜症といった、女性ホルモンによって進行する病気になりやすいといわれています。

生理がはじまるとエストロゲンが出ますが、エストロゲンは骨を強くする働きがある一方、骨が伸びるのを抑えてしまいます。早発月経の場合は、頭蓋骨内腫瘍や中枢神経性障害の可能性も考えられるので、産婦人科を受診しましょう。

初経が早くきたからといって、閉経が早くなることはありません。初経は体格の成長により脳がゴーサインを出すものですが、閉経は卵子がなくなっておこることだからです。

生理がきていても、排卵しているとは限らない

生理とは、妊娠に至らず、使われなかった受精卵のベットがはがれ落ちる現象のことでしたね。じつは血が出ていても「毎月排卵している」とは限りません。**「生理と排卵ってセットじゃないの？」と驚かれた方もいると思いますが、違います。**

排卵していなくても、卵巣がある程度働いていれば、エストロゲンが出ます。すると、ベットである子宮内膜は厚くなります。それがはがれ落ちることにより、実際は排卵していなくても、生理のような出血が周期的に起こることがあります（無排卵周期症といいます）。

つまり周期が正常で、血も正常っぽくても、排卵していないことはありえます。

これは、どんな年齢の人でも起こりえます。むしろ、規則正しい排卵周期が見られた女性は、3人に1人だったという報告もあります。

ちなみに、生理を管理するアプリがありますね。あれは、排卵予想日が出ます。ただ、アプリの予想はあくまで統計データを用いた分析の結果です。

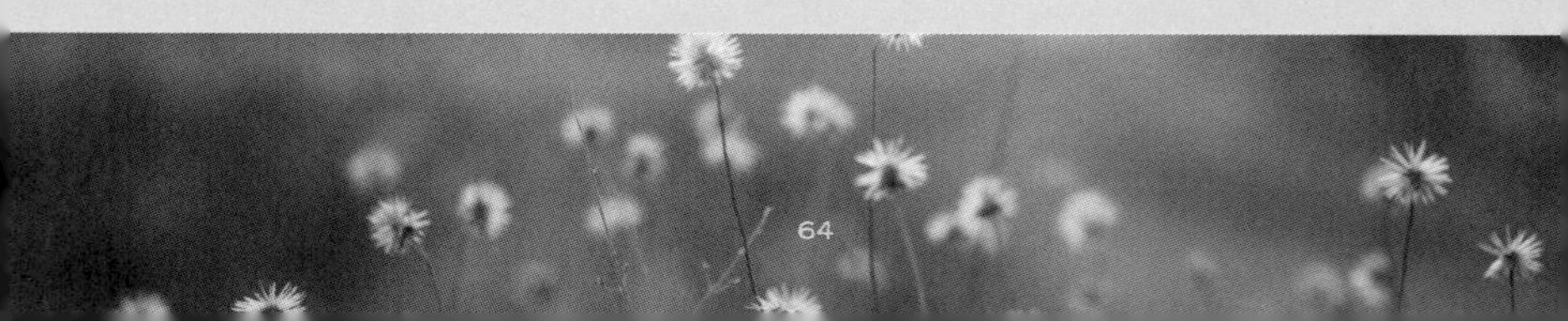

不妊治療の相談でも、アプリの排卵日を意識してセックスをしていたのに、1年妊娠できなかったという人が検査をしてみると、実際の排卵日が予測日とずれていたということはよくあります。妊娠だけでなく、避妊の参考にすることは絶対に避けてください。

正確な排卵日を把握するためには、検査を受けるか、ドラッグストアで売っている排卵検査薬（妊娠検査薬と同じ形状です）を使いましょう。

さらに気をつけなくてはいけないのは、排卵は起こらなかったとしても、自覚症状がないということです。排卵できていない理由は、栄養不足、運動不足、ストレス、ホルモン、体内時計の乱れなどさまざまです。病気が隠れている可能性もあります。**体が正常に働いていない、ということですので、排卵しているかどうかを知るのは、健康のバロメーターでもあります。**では、排卵しているかはどうやってチェックすればいいのでしょうか。

排卵しているかがわかるのは基礎体温だけ

排卵を自分で知る方法はひとつのみです。**それは、基礎体温を測ることです。**基礎体温とは、朝起きてすぐ測る、小数点以下の細かな体温のことです。

妊娠したい人はもちろん、妊娠を特に望んでいない人も、健康のために測ってみるのをおすすめします。排卵が毎月されているのは、健康の証です。

「基礎体温を測る」というと面倒くさい、と思われるかもしれません。でも、慣れると案外そうでもありません。1000円くらいで買えるので、先に「婦人体温計」を思い切って購入するのもおすすめです。

この体温計は「36・55」など、小数第二位まで計測できる体温計です。婦人体温計で検索すると出てきます。

測り方は、朝起きてすぐに、寝たままの状態で体温計を口にくわえるだけです。なぜかというと、動いてしまうと体温が活動量により上がってしまうからです。実は、

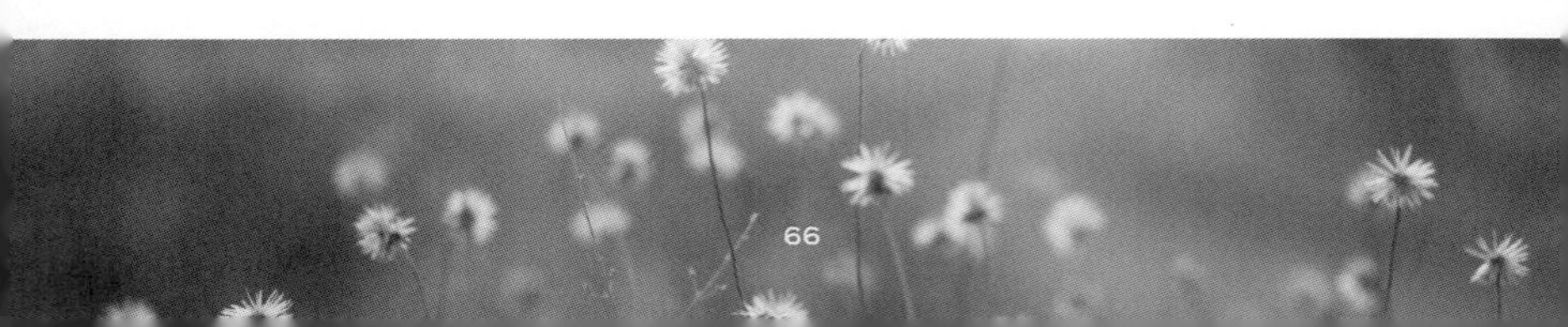

人体でもっとも正確に体温を測れる場所は、肛門（直腸）といわれていますが、そこで測るわけにもいかないので、次に正確に測れる口（舌下）で測ります。ワキと舌下では、0・5~1度体温が違うこともあります。ですので、**体温計は、舌のつけ根の位置に当てて、毎日同じ位置で測るようにしてください**。できるだけ毎朝同じ時間に測るとよいでしょう。

ちなみに、ピルを飲んでいる人は排卵していないので、基礎体温を測っても意味はありません。

元なでしこジャパンの澤《さわ》穂希《ほまれ》選手は20歳の頃から基礎体温を測って体調管理をしていたそうです。自分の体の状態をしっかり知り、ベストパフォーマンスを引き出していたんですね。スポーツ選手の管理の仕方にはすばらしいものがあります。

妊娠を望んでいる方はもちろん、予想外の病気を早く見つけることができるので、基礎体温をつけることにはメリットが多いですよ。

そもそも、排卵のしくみを知っておこう

生理がきてから排卵までは、体温が低い状態が続きます。つまり、生理後の2週間程度は、体温が低めです。大体、普段より0・3～0・5度程度低くなります。

反対に、排卵が始まってから生理が始まるまでの2週間程度は、体温がいつもより上がります。この期間は、着床に向けて子宮の中のベッドをフカフカにする準備をしている最中です。この時期に排卵が起こり、その排卵が合図となってプロゲステロンが分泌されます。そして、プロゲステロンが体温中枢に働きかけて体温を大体0・3～0・5度上昇させます。**低い体温が高くなると、無事排卵が起きた合図です。**

生理とは、そもそも「血」というより、子宮内膜（つまり、子宮が用意したベット）が体外に出ることです。こうなると、ベッドをつくるために体温を上げようと頑張っていたプロゲステロンはお役御免で分泌が減ります。そうやって、次の排卵期まで体温はまた下がります。

健康な体はこの上がり下がりの波がしっかりあるということです。体温の差があると排卵ができていることになります。**繰り返しになりますが、ここでの正しさの目安は、体温が低い時期と高い時期の差が、0・3度以上あることです。**この0・3度を知るには、婦人体温計が必要です。低い時期と高い時期がきれいに2層になっていると完璧です。たとえば、低い時期の体温が36・5度の人なら、高い時期には36・8度以上になっているといいでしょう。

ちなみに、体温が上がっている期間が、10日以上あるとばっちりです。

毎日つけるのが面倒と思われるかもしれませんが、最近は体温を記録するためのアプリもあります。婦人体温計と連動して、体温を自動で転送できます。これに毎日記録できれば、体温のグラフが自動的に作成できます。

ンが正常に働いていないということです。ホルモンが働かないと、子宮内膜がきれいにはがれ落ちずに、子宮の中でずっとそのまま残ってしまうことがあります。ずっと残った子宮内膜が、子宮体がんの原因になります。

　もし子宮体がんになっていなくても、ずっと残った子宮内膜が、あるとき一気にはがれて、突然大出血をしたり、出血がとまらなくなったりすることもあります。

　子宮に生じた異常を長く放置してしまうと、病気だけでなく、「妊娠したい」と思ったときにできない可能性があります。

COLUMN

排卵がない人はかなりいる

よくある排卵障害に「多嚢胞性卵巣症候群《たのうほうせいらんそうしょうこうぐん》」があります。多嚢胞性卵巣症候群は、20 ～ 30 人に 1 人の割合でいます。つまり、ひとクラスにひとりはいるということです。

毎月ひとつの卵子が育って、ひとつ排卵するのが正常です。しかし、多嚢胞生卵巣症候群だと、10 ～ 20 個の卵子がいっぺんに育つのに結局どれも大きく育たずに排卵しません。その理由は、卵巣で排卵を妨げる働きをする男性ホルモン（アンドロゲンといいます）がたくさんつくられてしまうためです。

ちなみに、こういう状態のときは男性ホルモンが多く分泌されることから、毛深くなったり、ニキビが増えたりすることもあります。

多嚢胞性卵巣症候群は「症候群」なので、「そういう傾向がありますよ」ということで病気ではありません。ちなみに、排卵障害を抱えていると、月経周期がどんどん長くなっていく傾向があります。若い人ならば経過観察で妊娠できる人もいますが、妊娠しにくいのは確かです。

排卵があるかどうかを正確に把握して欲しい理由はもうひとつあります。多嚢胞性卵巣症候群だと、若年性の子宮体がんになる可能性が高いからです。排卵がないということは、ホルモイギリスで行われた研究では、自然閉経の時期（遅すぎても早すぎてもダメ）に食生活が影響をしていました。第２章では正しい食習慣についてしっかり説明しますので、ぜひ身につけてください。

COLUMN

卵子の数が少ないと妊娠しないの？

卵子の残りの数を測ったことがあるという方は少ないと思います。しかし、不妊治療の経験がある人は検査したことがあるかもしれません。また、最近では人生設計を考える上で、キャリアと子育てのどちらを優先するかを決めるために測る女性もいます。

どうやって卵子の在庫を把握するのかというと、「卵巣年齢」といわれるAMH（抗ミュラー管ホルモン）というものを測ることで把握ができます。

ただし、在庫数＝妊娠の確率ではありません。**在庫数が少なくとも、正常ないい卵子が成熟する卵に選ばれれば妊娠しますので、高齢だから（少ないから）といって妊娠しない、ということではありません。**

とはいえ、不妊治療を受ける方はおしなべて数値が悪いのは事実です。だからといって、卵子を節約することはできません。排卵しないというのは、それはそれで立派な病気です。排卵障害といって、不妊症の要因になります。

でも、必要以上に失わずにすむように自分の力でできることがあります。それは、生活習慣や食生活に意識を向けること。

正しい生理がきていれば、健康への自信が持てる

生理についてわかってきたでしょうか。**ここまででいえるのは、「正しい生理が来ていれば、健康への不安がなくなる」ということです。**

男性は生理がありませんから、痛みや体の違和感がない限りは、なかなか病気に気づくことは難しいです。

でも、女性は生理が体の異常を知らせてくれます。

さらに、生理痛やＰＭＳには、前述した通り生活習慣や食事が大きな影響を与えています。「今月はなんでこんなに生理が重たいんだろう」と感じるとき、もしかしたら前の生理からの28日間は、血液がドロドロになるような食生活だったのかもしれません。

また、生理不順や無月経（生理が3ケ月ないこと）でとまってしまったときは、ストレス過多で無理をしていないか自分をふりかえったり、きちんと寝ていなかった、などと睡眠を見直したりするきっかけになるかもしれません。

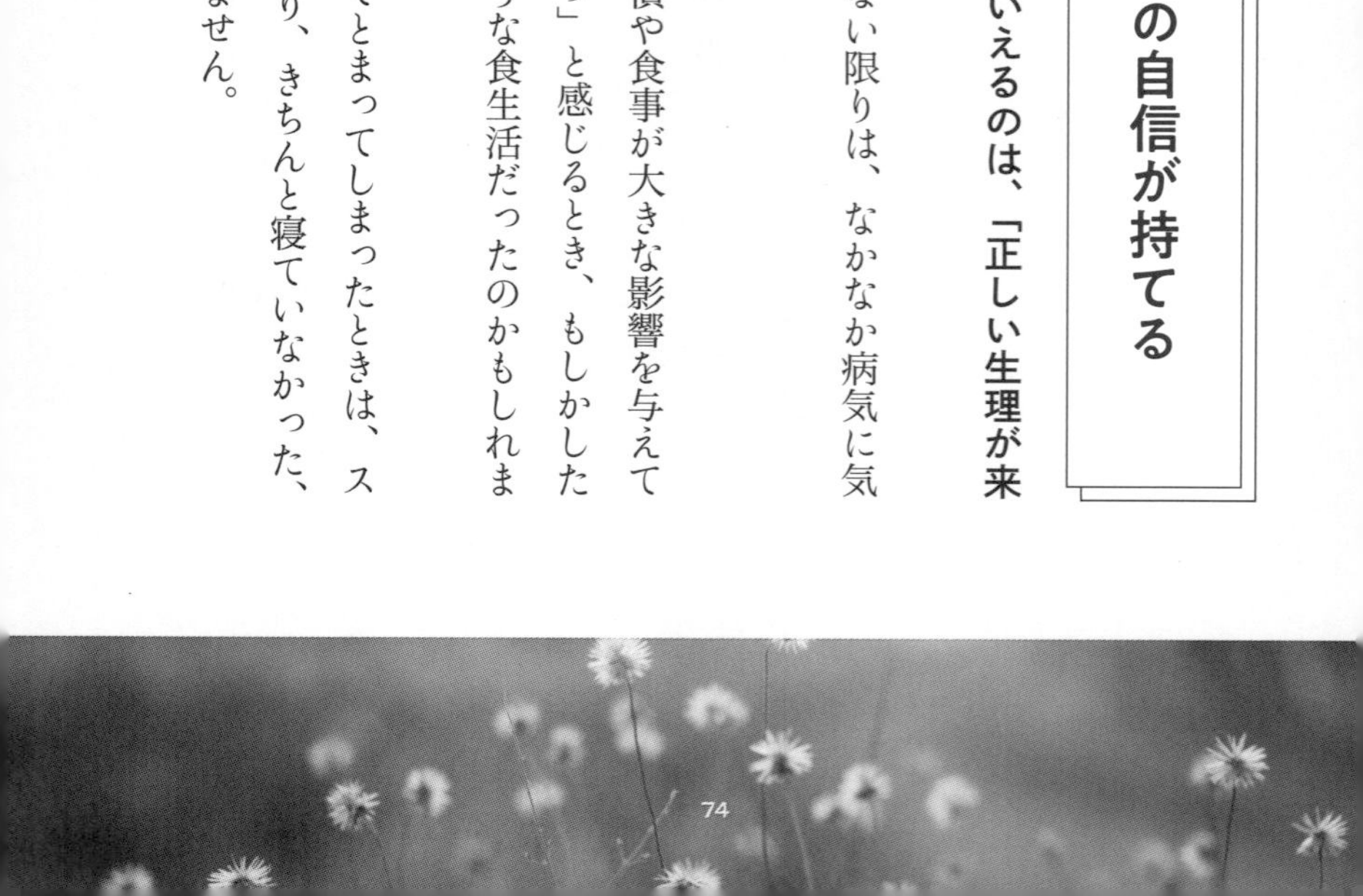

生理痛やＰＭＳがあるのは、生理がある期間だけです。**若いときほど健康について真剣に考える機会は少ないので、生理を通じて私たちは自分の健康と向き合い、生活習慣の見直しが定期的にできることになります。**また、婦人科系の病気や生活習慣病といった病気の予防につながる可能性があります。

つまり、生理が健康のバロメーターになるわけです。毎月「面倒だな」「またきた」などと思いがちな生理ですが、じつは女性が健康でいるために一役買っていて、過去1ヶ月の生活習慣と健康の通知表だと思って受けとめるのはいかがでしょうか。**大病以外で軌道修正できるチャンスに恵まれるのは、幸せなことだと考えることもできます。**健康のために、大事な生理が正しくくるようにしていきましょう。

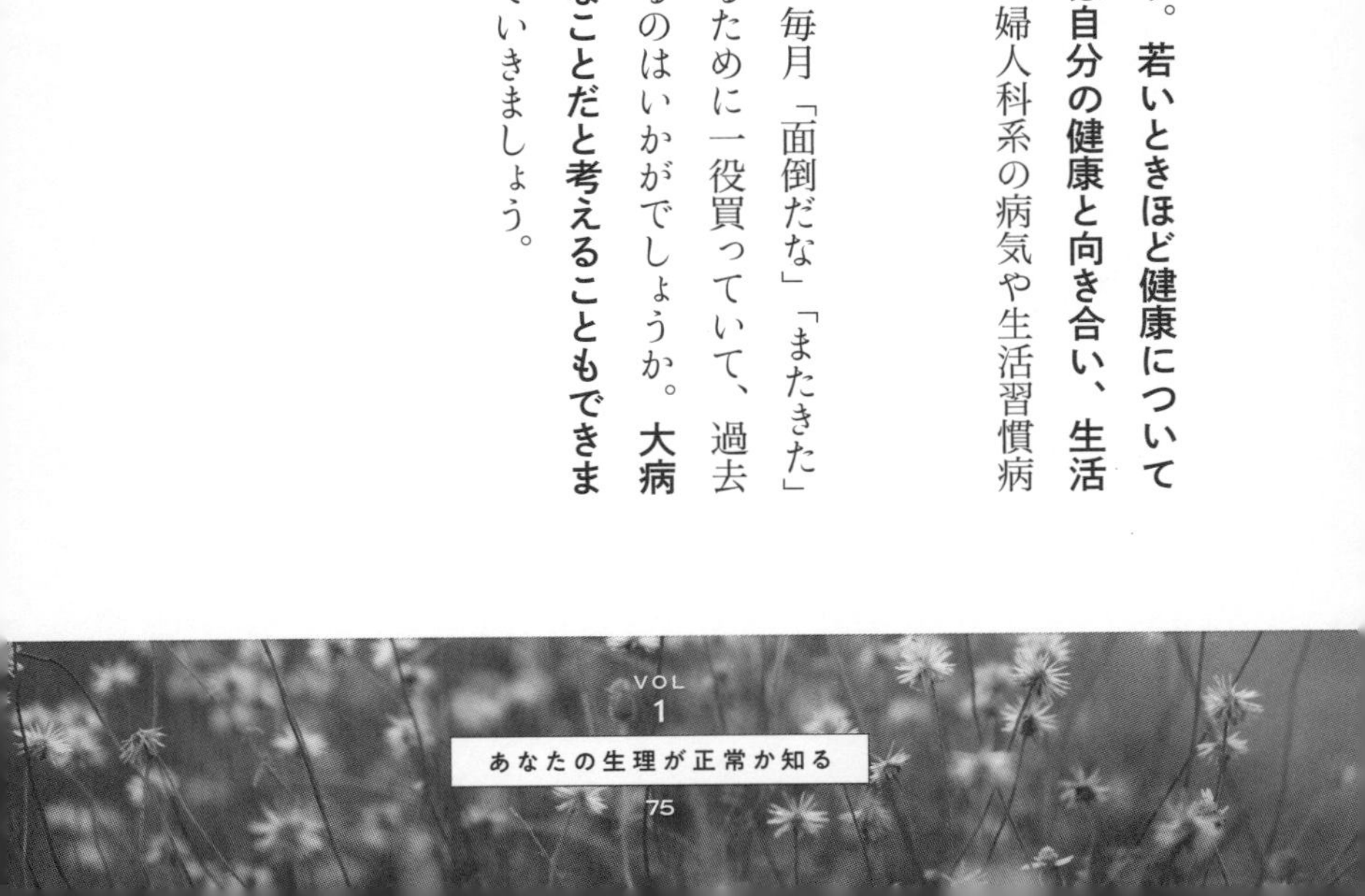

「やせる」ことだけがすばらしいのか

脂肪は女性の体に絶対必要なもので、生理にも関係しています。

生理がくる条件のもっとも大切な要因が「体脂肪が一定量あること」です。

「アスリートには生理がこない」ということを聞いたことがあるかもしれませんが、女性の多くが1％でも減らしたいと思っている体脂肪は、じつは女性の体を守ってくれている守護神でもあります。


女性の体脂肪率の理想は、19～28％。**多くの人が正常な生理がくる上、もっとも妊娠しやすく、婦人科の病気にもなりにくい体脂肪率です。**

体脂肪率が15％を切ってしまうと、半分の人は生理がこなくなります。


体脂肪率は、体脂肪計がないと測れないので、自分ではわからないという人もいると思います（体脂肪を一緒に測れる体重計もけっこう出ています）。

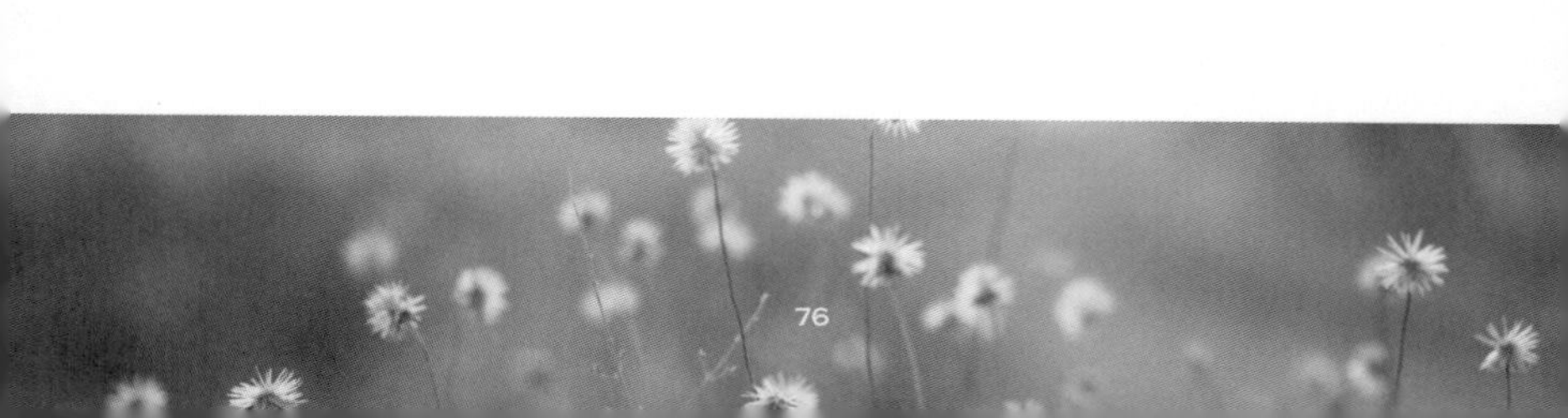

女性は加齢にともなって、筋肉量が減って体脂肪が増えます。3年前の数値を今の数値だと思ってはいけません。

体脂肪に代わる目安として、BMIがあります。BMIは、昔保健体育の授業で習った覚えがあるかもしれません。BMIとは、身長と体重から肥満度がわかる数値のこと。計算式は次の通りです。

体重 ÷（身長 × 身長）

インターネットで「BMI」「計算」などで検索すると、体重と身長を入力するだけで計算できるサイトもあります。

このBMIの数字が、19～25だと標準です。**中でも、日本女性は19～23だとベストだと考えられており、生理や排卵に異常が起こりにくい数値だとされています。**正しく生理がくるということは、子宮と卵巣がしっかり働いているということです。

自分では太っていると思っている人も、計算してみると「標準だった」という人が多いと思います。BMIの正常値を見て思う人も多いと思いますが、160cmの人なら、52～61kgあるのが理想です。日本の女性はやせているので、BMIが25以上の人の人数は少ないです。

やせすぎると、女性ホルモンが安定しにくくなります。**このくらいの体重があるほうが、健康的で美しい肌や髪にもなりますので、「やせる」ことをすばらしいと思いすぎるのは、ひとつの面しかみていないような気がします。**

最新の研究により、老け顔の原因は顔の脂肪量の減少であることも明らかになっています。脂肪を毛嫌いするのではなく、女性らしさを守る条件と考えるのはいかがでしょうか。やせすぎず太りすぎず「適正体格」を意識しましょう。

反対に誰が見てもスリムな人の体脂肪が30％を超えていた、なんていうこともケースとしてはよくあります。やせている人で体脂肪が気になる人は、市販の体脂肪率計でチェックしてください。

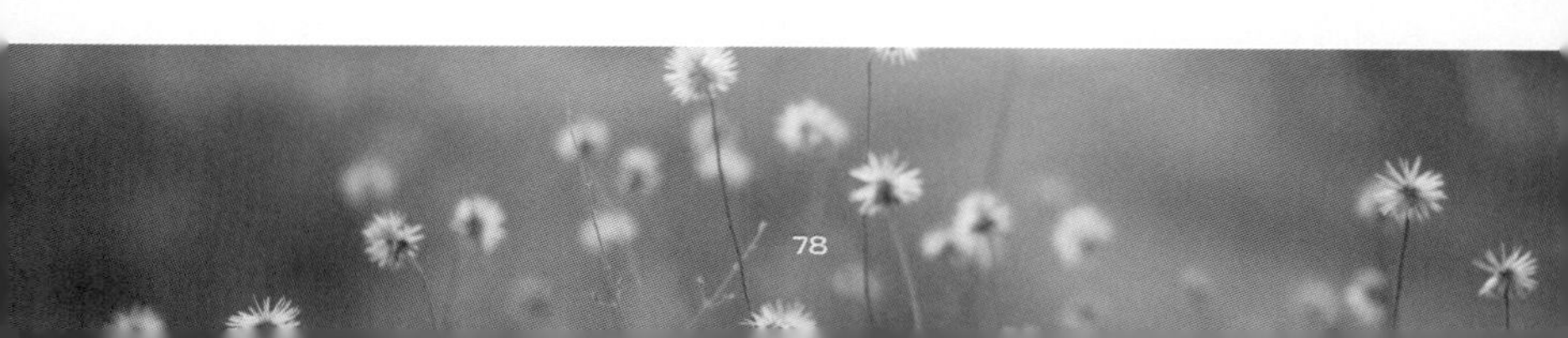

ホルモンのせいで、男性は髪が薄くなって女性は骨が弱くなる

男性はなぜ薄毛が多いのでしょうか。女性でも薄毛にはなりますが、男性のほうが人数が多いですよね。女性にはなぜ起きにくいのでしょうか。どういうメカニズムなのか知っておきましょう。女性はハゲる代わりに、骨が弱くなります。

エストロゲンとプロゲステロンが「女性ホルモン」でしたが、テストステロンという「男性ホルモン」があります。男性ホルモンとは、筋肉質な体つきをつくったり毛が育つように促したりするものです。

男性ホルモンは、女性にもあります。アバウトにいうと、女性には女性ホルモンが9割、男性ホルモンが1割くらい。男性には男性ホルモンが9割、女性ホルモンが1割ぐらいあるというイメージです。男性にも女性にも同じホルモンがあり、その割合が違うだけです。

ただ、人によってホルモンのバランスが違います。女性で筋肉質の人は、男性ホルモンの割合が他の女性よりも高いです。男性でぽっちゃり体型の人は、女性ホルモン

の割合が他の男性よりも高いかもしれません。

これらのホルモンは、歳をとると下がります。女性は女性ホルモンが、男性は男性ホルモンがそれぞれ下がるのです。男性は、9割あった男性ホルモンがガクッと下がるので、毛が抜けてしまいます。

ここでのポイントは、「どれだけホルモンが下がったか」です。

女性には男性ホルモンが少ししかありませんが、男性ほど毛が抜けることはありません。抜け毛に影響するのは、**普段あったものが下がってしまうからです。**

では、女性ホルモンが下がることによって何が起こるかというと、骨が弱くなります。女性ホルモンのエストロゲンは、骨にカルシウムやマグネシウムを吸着して、強くする働きがあります。この吸着する力が下がって、骨が弱くなります。実際に、男性に比べて女性のほうが骨粗《こつそ》しょう症《しょう》の割合が高いです。**それこそ、男性で髪が薄くなるのと同じくらいの人数です。**かなり多いですよね。

日本は現在、100歳を超える高齢者がたくさんいますが、じつは介護保険の受給者は7割が女性です。「女性のほうが長生きするんだから当然でしょ」と思うかもし

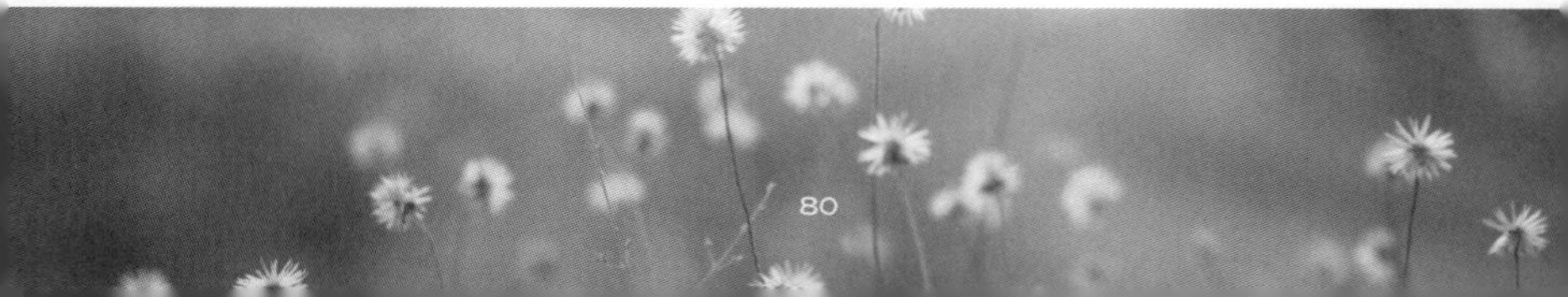

れませんが、そうとは限りません。たしかに高齢の男性は女性に比べ少ないですが、男性は年齢ごとの介護保険の利用率も低いことがわかっています。

その背景に、男性のほうがもともと筋肉量が多いので、転倒する人が女性よりは少ないことがあげられます。高齢者の転倒は骨折につながりやすく、骨折は寝たきりを招きます。

女性は男性よりも1・5倍、「要介護」になりやすいです。ですので、女性は骨を丈夫に保つために頑張ってほしいのです。健康で自立した生活ができる期間のことを「健康寿命」といいます。骨は、健康寿命に大きく関わります。年をとっても骨を丈夫に保つ方法は、のちほど説明します。

女性のライフステージの一例とエストロゲン分泌量の変化

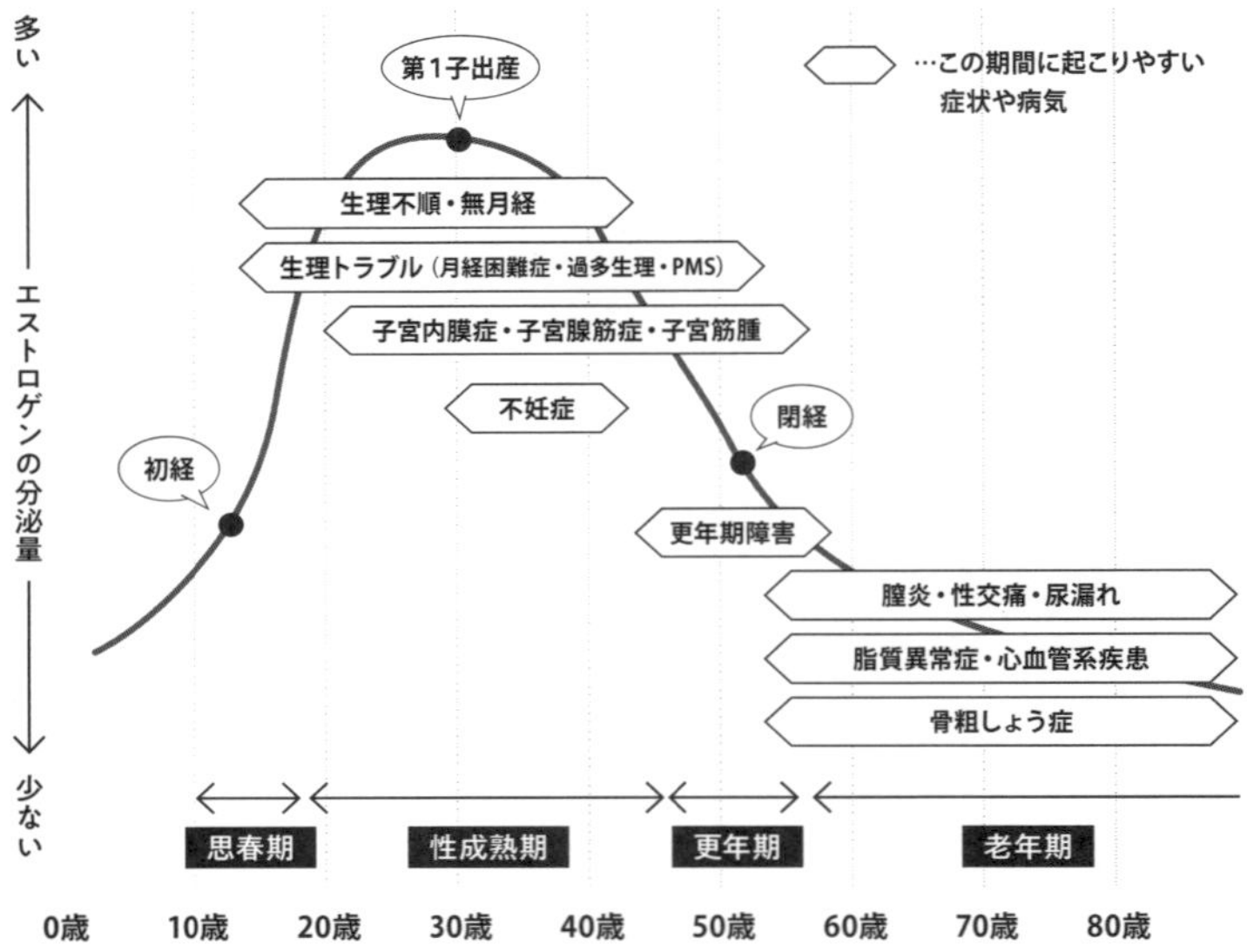

思春期	10～18歳	初経を経験し、性成熟期に向かってエストロゲンの分泌が増える。
性成熟期	18～45歳	エストロゲンの分泌が安定。
更年期	45～55歳	閉経の前後5年間、エストロゲンの分泌は急激に低下し、体調に変化が起こりやすい。また、生理周期も変化し、閉経にいたる。
老年期	55歳～	エストロゲンの分泌がわずかとなり、それまで男性に多かった生活習慣病にもかかりやすくなる。

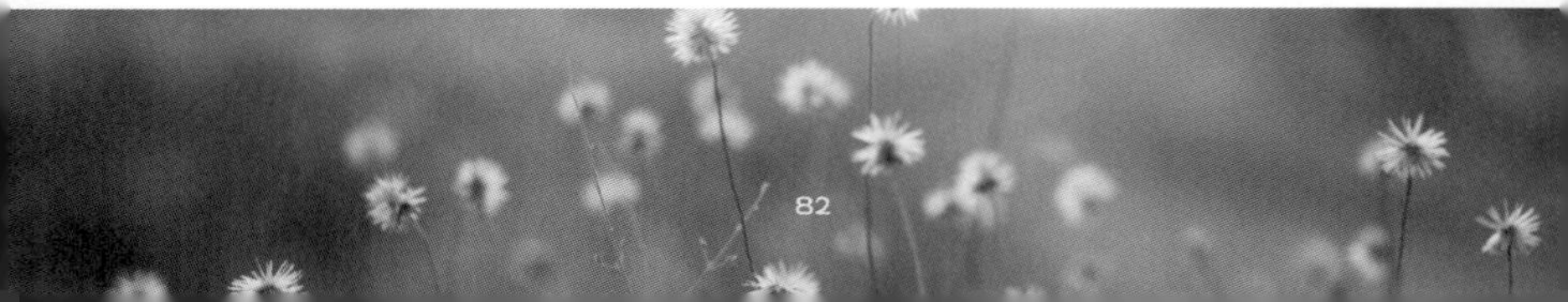

病院でできる生理痛の対処法とは

こんにちは、産婦人科の医師の佐藤雄一と申します。この本は、生理の知識を持って、自分の力で生理を軽く快適にする本ですが、この「お医者さんの声」というコーナーでは、医者の視点からぜひみなさんに知っておいてもらいたいことをお伝えします。

生理痛で病院に行っても「痛みどめを処方することぐらい」しかしてもらえなかった時代がありました。ですので、どうせ病院に行ってもしょうがないと思っている人も多いと思います。あるいは「病気かと不安になって病院に行ったけど、何もなくて結局ロキソニンをもらっただけ……」という人もいるかもしれません。

ただ、痛みどめだけの処方は古い考え方です。今は病院に行けば、生理痛をよくするための選択肢が広がっていて、より自分に合った対処法もあります。

主な対処法は、痛み具合と患者さんの希望によって、**①痛みどめの薬を飲む　②低**

などがあります。

用量ピルを飲む ③生理痛を和らげ、避妊効果もある器具を子宮の中に入れる ④漢方

最近は、ピルより副作用の少ない黄体ホルモンの生理痛用の薬もあります。以前よりずっと選択肢は増えています。

低用量ピルについては、190ページに詳しく説明をしています。

子宮の中に避妊薬を入れる方法もあります。これは「ミレーナ」という避妊薬で、子宮の中に入れると、ピルと同じ働きをします。子どもを産みおわった人で、ミレーナを使っている人は割といます。

もちろん、お医者さんと相談して、痛みどめを飲み続ける選択肢もあります。ただ、痛みどめも、胃に負担がかかるなどの副作用があります。痛みどめに頼りすぎた結果「薬物乱用頭痛」といって、薬が原因で起こってしまう頭痛もあります。

生理痛に対しては、病院でも選択肢が広がっているのだということを知ってください。どんな手段があなたの体に合い、無理なく続けられるものかを、お医者さんと一緒に考えるのがいい方法です。

婦人科は「生活の質を上げる」ために行く

ちょっとここで、大きな声ではいえない「ここだけの話」をしたいと思います。前に病院に行って嫌な思いをした方や、気になる症状があって行ったけれど、さんざん待たされた挙句に大したことがないと診断された方や、「病気」と確信しないと病院に行ってはいけない、と思っている人もいるかもしれません。でも今は、生理に振り回されないための相談をしに、婦人科にはとても行きやすくなっていると思います。

というのは、昔の婦人科と、今の婦人科は、方向性がかなり変わっているからです。正直にいうと、昔の婦人科は、「生理痛なら痛みどめを飲んでおけばいいでしょう」という対処でした。「行ったところでどうせ薬を処方されておしまい」と思っている方は完全にそのパターンです。しかし今の婦人科は、日常生活を毎日快適に送り、女性の生活の質を上げていこう、という方向に変わってきています。この変化には理由があります。

日本は超少子高齢大国であり、出生数は100万人を切りました。**つまり、お産だけでは病院を経営していけないのです。**

昔はお産中心の病院が多くありましたが、今は、妊娠していない女性の体もしっかり見るところが増えました。だから名前も、「産科クリニック」から「婦人科クリニック」や「レディースクリニック」「ウィメンズクリニック」という名前のところが増えているのです。

このような理由で、病気だけを真剣に診るのではなく、生理痛やPMS、妊娠や産後に関するアドバイスまで、きめ細やかに行うクリニックが増えています。

COLUMN

現代の女性の生理の回数はとても多い

どうして毎月生理がくるのでしょうか。毎月毎月生理がきてうっとうしい……。そう思う人もいるでしょう。

じつは、うっとうしいのは当たり前です。なぜなら、人類史上いちばん生理の数が多いのが、現代女性だからです。

現代女性の一生の生理の回数は、約450回。**一方で、昔の女性は約50～100回だったといわれています。**約5倍も違います。

なぜ昔の女性は生理の回数が少なかったのか。それは、昔の女性は10代で結婚して6～7人ほど子どもを産んでいたからです。妊娠中と赤ちゃんにおっぱいをあげている間は、生理がほぼありません。さらに、はじめての生理の年齢は15～16歳と、今よりも遅かったといわれています。

このように何度も妊娠と授乳をしているので、40歳ぐらいまでほとんど生理がなかったのです。

対して今は、はじめての生理の年齢は平均12歳です。子どもを産むのは30歳近くがいちばん多く、産む子どもの数も昔に比べて少なくなっています。さらに、今は市販のミルクもあります。赤ちゃんにおっぱいをあげなければ、生理がまたはじまります。このような理由で、現代女性の生理の回数は多くなっているのです。

くいともいわれています。

ですから、現代を生きるみなさんは、年配の人たちよりも、よりいっそう婦人科系の病気には気をつけてほしいのです。みなさんより上の世代は、「生理痛があったら痛みどめを飲めばいい」「生理不順が続くときもある」なんて考えているかもしれません。でも、世代によりまた違います。

生理痛や月経異常は、病気のサインのこともあります。生理痛は食事や生活などを工夫することにより軽くなりますが、もし自分がかなり重い、などの不安があったらぜひ医師に相談してみてください。正常な生理は、病気ではないひとつの証になります。生理は自分の体のバロメーターです。しっかりと見つめましょう。

COLUMN

あなたのお母さんやおばあちゃんよりも、子宮と卵巣の病気に気をつける

昔に比べて生理の回数が多いと、何か問題があるのでしょうか。

まず、生理の回数が多くなると、卵巣や子宮の病気になる可能性が高くなります。近年、婦人科系の病気になる人が増えていますが、理由は生理の回数が増えているからだとされています。

先ほど説明した通り、正常な生理の場合は、毎月排卵が起こっています。この排卵の回数が多いと、それだけ卵巣がダメージを受けることが最近わかってきました。

12歳で生理が始まって、月に1回排卵しているとします。10年後の22歳の時点で10年×12ヶ月で、すでに120回も排卵しています。排卵の回数が多くなって、卵巣がダメージを受けると、卵巣の病気になる可能性が上がります。

子宮の病気の代表格は子宮筋腫です。子宮筋腫とは、その名の通り、子宮に筋腫（しこり）ができる病気です。

赤ちゃんをお腹から出した後は、子宮がぎゅっと小さくなります。もし子宮に筋腫があった場合、そのときに筋腫も一緒に小さくなります。何度も出産していると、手術をする必要がなくなるぐらい筋腫は小さくなっていきます。

また、赤ちゃんにおっぱいをあげていると、乳がんになりに

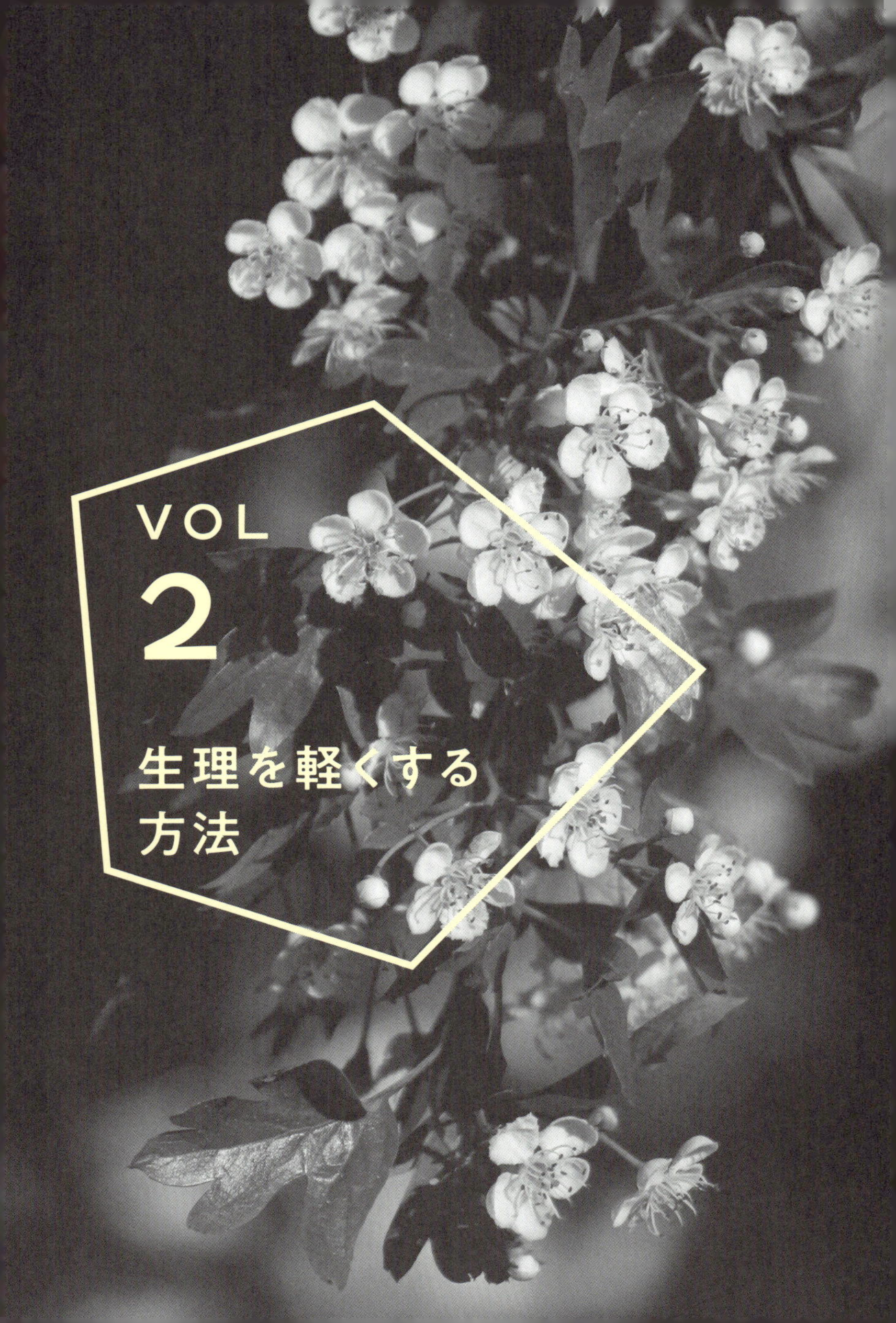

VOL 2
生理を軽くする方法

食事について知るだけで、生理の悩みは軽くなる

生理痛を代表とする不調は、多くの方がよくなります。

「薬を飲むしか方法がないんじゃないか」とか「これまで何をやってもよくならなかった」という人もいると思います。

ただ、私たちは、生理の悩みを解決する近道は「栄養を整える」ことだと思っています。

食事なんかで変わるのかな、と思う人もいるかもしれません。

たとえば、血流が悪くなりやすい冷え。そもそも体温を高めるためには、食事の「回数」が大切です。食事の回数が多いほど、体温を高く維持できます。

食事は、ダイレクトに体温や血圧、血糖値といった体の数値を動かします。

また、更年期障害で病院に行く人は、相当ひどい場合はホルモン治療をしますが、基本的には栄養指導が中心となるそうです。先生によっては「我慢して」というだけの人もいます。更年期障害も、快適な生理の延長線上にあります。体の栄養がきちん

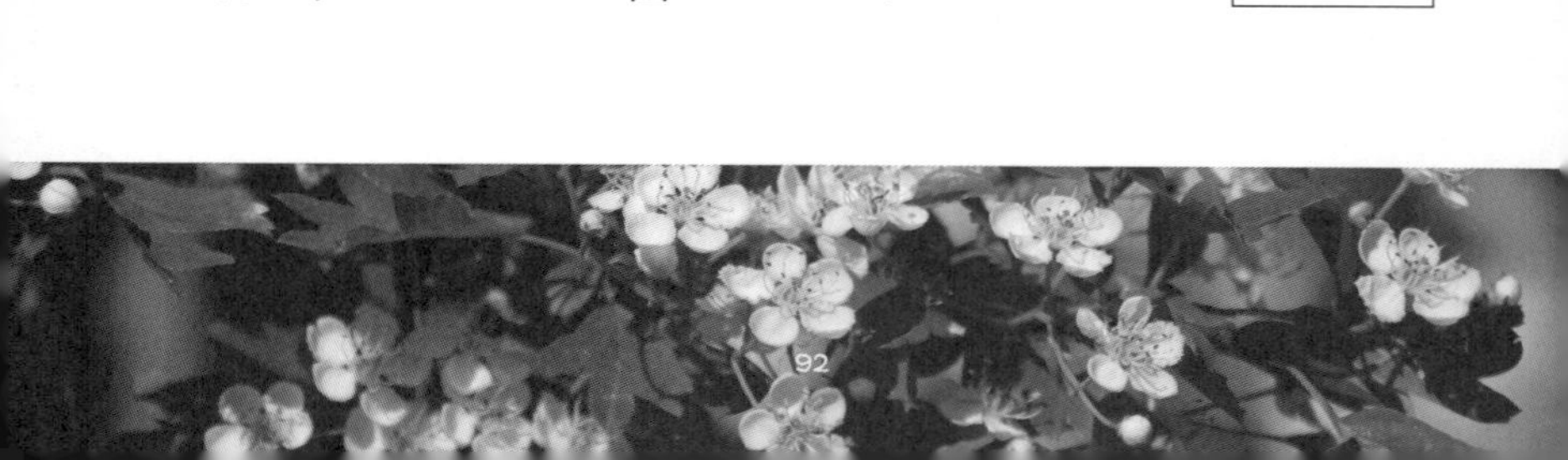

とできていたら、生理も、PMSも、更年期障害も順調に過ごせるはずです。私たちの体は、食べたものでできています。生理という繊細な体の機能にきちんと対応できる栄養状態でしたら、健康にも過ごせます。

イライラすると思ったら「栄養が足りてない」。
なんだか最近眠いなと思ったら「栄養が足りてない」。
肌が荒れていると思ったら「栄養が足りていない」。

このように考えてみてください。こう考えることが、あなたの食事をきっとよくします。

第1章では生理のメカニズムについてお話ししてきましたが、この章では、生理の不調を自分で軽くする方法をお伝えしていきます。

少しの知識があれば、必要な栄養はすぐとれる

かつて教科書で「1日あたり必要な栄養」を見たことがあるかもしれません。「こんなにとらなきゃいけないの？」「絶対無理！」と思った人もいると思います。その気持ち、とてもよくわかります。多いですよね。

ただ、残念ながらあの量は合っており、「理想」の量というのは多いのです。そして、国が定める必要な量には根拠があります。

さらに、女性は全員同じ量が必要かというと、そうではありません。出血量がふつうの人は、たとえば1日10・5mgの鉄をとらなければなりませんが、出血量の多い人だともっと多くの1日16mgが必要だといわれています。ちなみに、現状では、女性がとれている量は約6mgです。

生理で出ていく栄養素は鉄だけではありません。ビタミンB12や亜鉛、葉酸といった多くの栄養素を含んでいます。

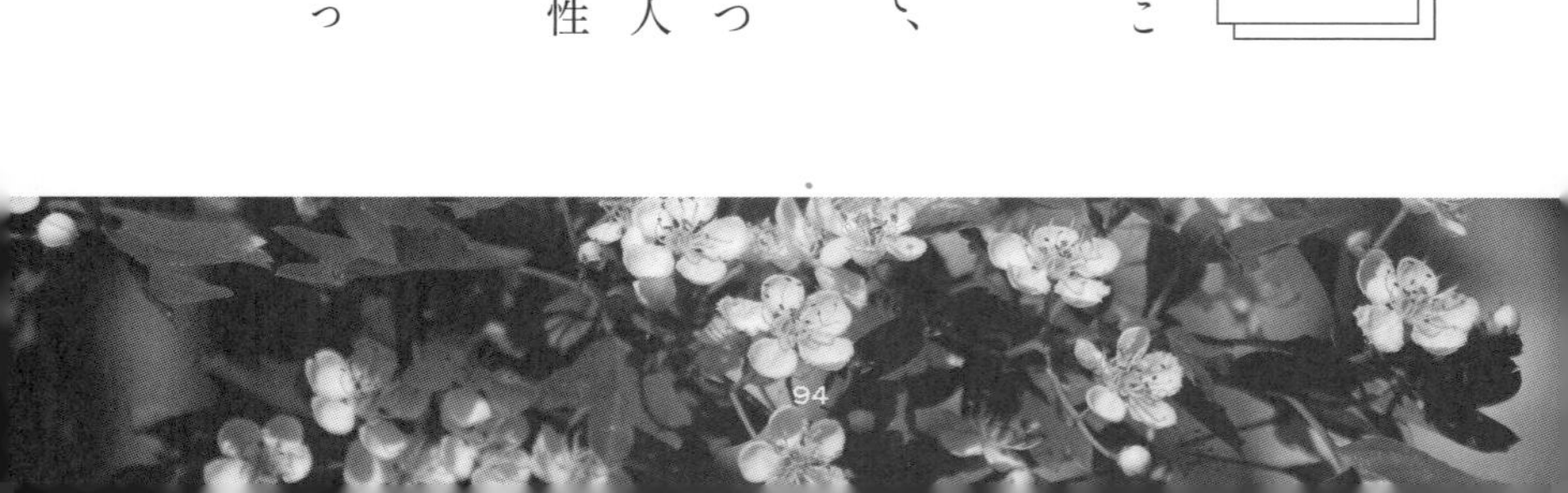

生理がある。だから私たち女性はごはんをしっかり食べなくていけません。

栄養を満たすにはハードルがあります。お金、料理のスキル、知識……。でも、きちんととれるようになる道筋はあります。

私たちは、全国で女性のための「測って、知って、学ぶ」という保健室を開催したり、数千人という女性にカウンセリングをしたりして、「実践できる食事」を探求してきました。そこで、魚料理が苦手という人にはサバ缶を使う、栄養のことを考えたり覚えたりするのが苦手という人には「卵をプラス」する、ひとり暮らしで食材の保管が難しいという人にはカップ麺やカップ味噌汁に、乾物の高野豆腐やワカメをトッピングするなど、健康にいい習慣が無理なく続く方法を提案してきました。

忙しくてそれもムリ！　という人は鉄を含むヨーグルトやお菓子をコンビニで買うのでもいいのです。

ここでは、食事を中心に、自分が何をすれば健康でいられるのかの知識を身につけてもらえたら嬉しいです。一度身につけてしまえば一生ものです。私たちが集めた、実践しやすいさまざまなコツもあわせてご紹介します。ぜひ取り入れてみてください。

まずはマグネシウム

まず、快適な生理を迎えるためにいちばん覚えておいてほしいのが「マグネシウム」です。

マグネシウムは、じつは「ミネラルの王様」と呼ばれており、だいたいの不調に関わっています。

なぜかというと、マグネシウムは、筋肉を収縮したり、食べたものをエネルギーにかえたりします。つまり、パワーの供給源です。子宮や心臓、腸の収縮もさせます。実際に早産や不整脈、便秘などの処方薬にも使われています。**命に関わるミネラルといっていいでしょう。**

神経や血流にも影響しているため、月経時に片頭痛で処方する薬も酸化マグネシウムです。そして、私たちの調査でも、頭痛に悩まされている女性はマグネシウムが不足していました。

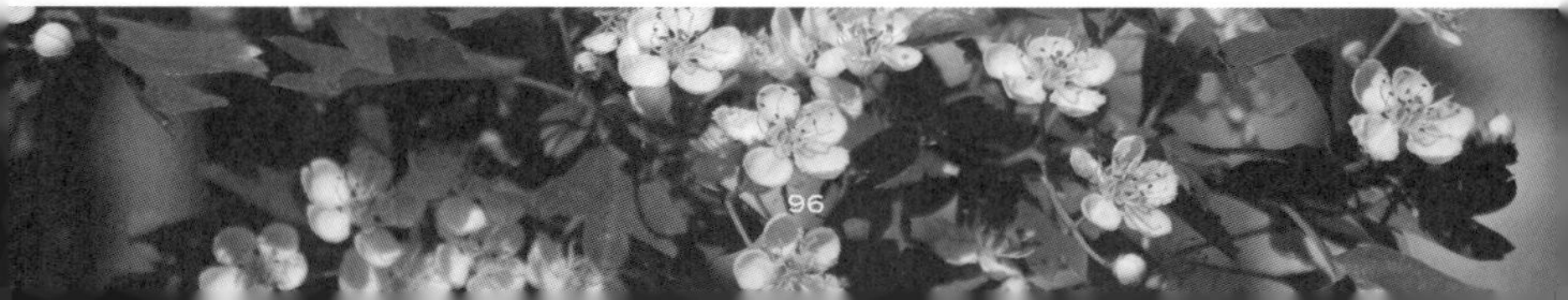

マグネシウムが足りている女性は、2割ほどしかいません。なぜそんなに不足しているのかというと、マグネシウムは食材を精製することで、80～90％も損なわれてしまうからです。精製とは、玄米を白米にしたり、胚芽パンを食パンにしたりすること。栄養が私たちの口に運ばれる前になくなっています。

生理関係でいえば、マグネシウムはPMSの緩和に不可欠なセロトニンなどをつくるために必要なミネラルでもあります。痛みを感じてから薬を飲むよりも、普段からマグネシウムをとっておくほうが、PMSもなくしてくれますし、普段の頭痛にももちろんいいでしょう。

いちばん手軽なのは、毎日食べるお米やパンの精製度を下げることです。玄米とまでいかなくとも「胚芽米」や「胚芽パン」、「雑穀米」や「ライ麦パン」など、主食を茶色いものにすることをおすすめします。

その上で、栄養を整えるためにおすすめしたいのが、アーモンドです。アーモンドには、マグネシウムがたくさん入っています。

アーモンドをおすすめする理由は、マグネシウムがたくさん入っているのはもちろん、そのまま食べられるからです。おやつはもちろん、ヨーグルトに混ぜたり、砕いてチーズとあえたりなど、便利で食べやすいです。最近は、アーモンドの飲み物もありますね。

マグネシウムは、納豆、豆乳、しらすにもたくさん含まれています。**味噌や醤油にも入っているので、頭痛に悩んでいる人はぜひ和食を積極的に食べてください。**

ちなみにマグネシウムは、1日あたり290mgとるのが理想です。具体的にどのくらいかというと、

アーモンド10粒　47mg
納豆1パック　50mg
豆乳200ml　50mg
しらす干し大さじ1　20mg

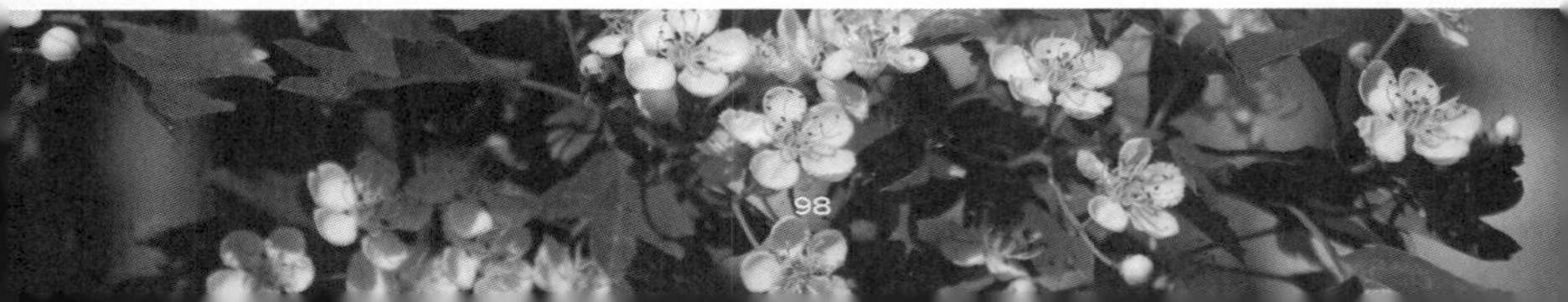

それぞれ食品に含まれる量は少ないですね。いちばん含まれる割合が多い納豆だけで見ても、5・8パック必要になります。ですから、たくさんの量が必要だと認識し、少しでも増やす方向で行動すると自ずと足りていきます。たとえば、

・おやつをアーモンドに変える
・朝に豆乳を1杯飲む
・しらす干しを買っておいて、パンにチーズとのせたり、おかずに振りかけたり、ちょい足しをする
・おかずに納豆1パックを追加する

このくらいで足りるようになります。たとえば、スーパーの値引き品を活用して、切り身とめかぶ、納豆、オクラのネバネバ丼にしたレシピはおすすめです。マグネシウムがたくさんとれます。神経質にならず、できるタイミングでちょっと足すということを心がけましょう。

さらに、お風呂にはいるときにマグネシウムが含まれている入浴剤か「にがり」を入れても効果的です。皮膚からも吸収されます。また、筋肉をほぐしてくれますので、生理痛やＰＭＳの痛みの緩和にオススメです。マグネシウムは効能のある温泉の成分でもあります。まずは「マグネシウム」をとりましょう。

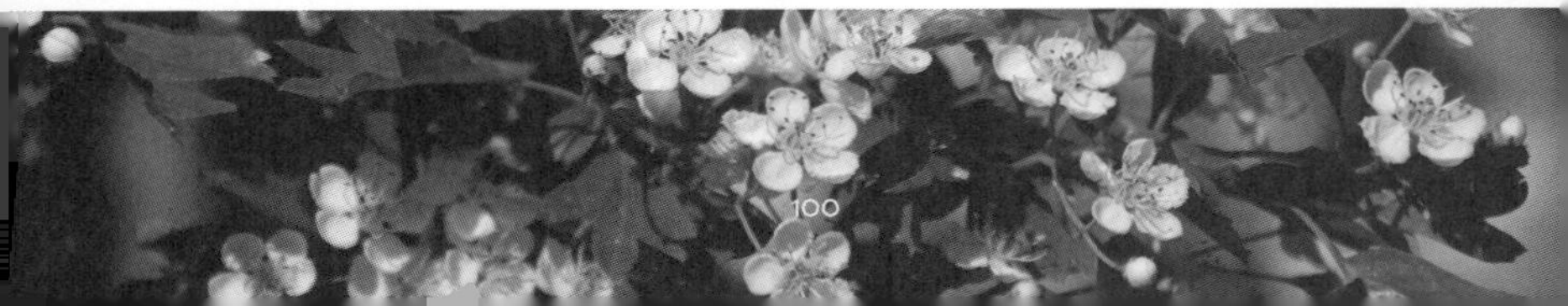

コーヒーを1日2杯までにすると マグネシウムが体の外に出ない

マグネシウムの敵は、カフェインです。カフェインには、せっかくとったマグネシウムを体の外に出してしまう作用があるからです。カフェインは、マグネシウムの他にも、鉄分やカルシウムも体の外に出してしまいます。**カフェインをたくさん飲むことは、栄養不足の原因にもなります。**「カフェインが多く含まれる飲み物は、体によくない」ということを聞いたことがある人もいるかもしれませんが、その理由がこれです。

カフェインが多いコーヒーを飲んだ人と、カフェインの少ないコーヒーを飲んだ人の尿を比べてみたら、カフェインが多いほうを飲んだ人は、30分後のマグネシウムの排泄量が多かったというデータがあります。

まず覚えておいてほしいのが、食事中に飲むとより栄養が体の外に出ていきやすくなること。だから、カフェインの入った飲み物は、食後に飲むようにするといいでしょう。ちなみに、飲み物の中で、カフェインの量が群を抜いて多いのがコーヒーです。大体1杯あたり150mgです。次が紅茶の30mgと、ぐんと少なくなります。緑茶、ウーロン茶、ほうじ茶は20mg、玄米茶は10mg、麦茶はゼロです。

コーヒー以外はよほどがぶ飲みしないかぎり、それほど気にする必要はありません。**ただ、紅茶と緑茶とウーロン茶は、タンニンが多く、これもマグネシウムやカルシウム、鉄分が体に吸収されるのを邪魔するので、食事中は避けましょう。**おすすめの飲み物は次の項目にまとめました。

カフェインの量は、コーヒーの種類によって少し違ってきます。缶コーヒーは少なくて、カフェのコーヒーは多いなどの傾向はなく、店や種類によって実に様々でわかりにくいのですが、だいたい「多い」ことは変わりありません。1日あたりのカフェインの量は、300mgまでがいいと思います。**ざっくりと、だいたいどのコーヒーでも2杯程度になります。**

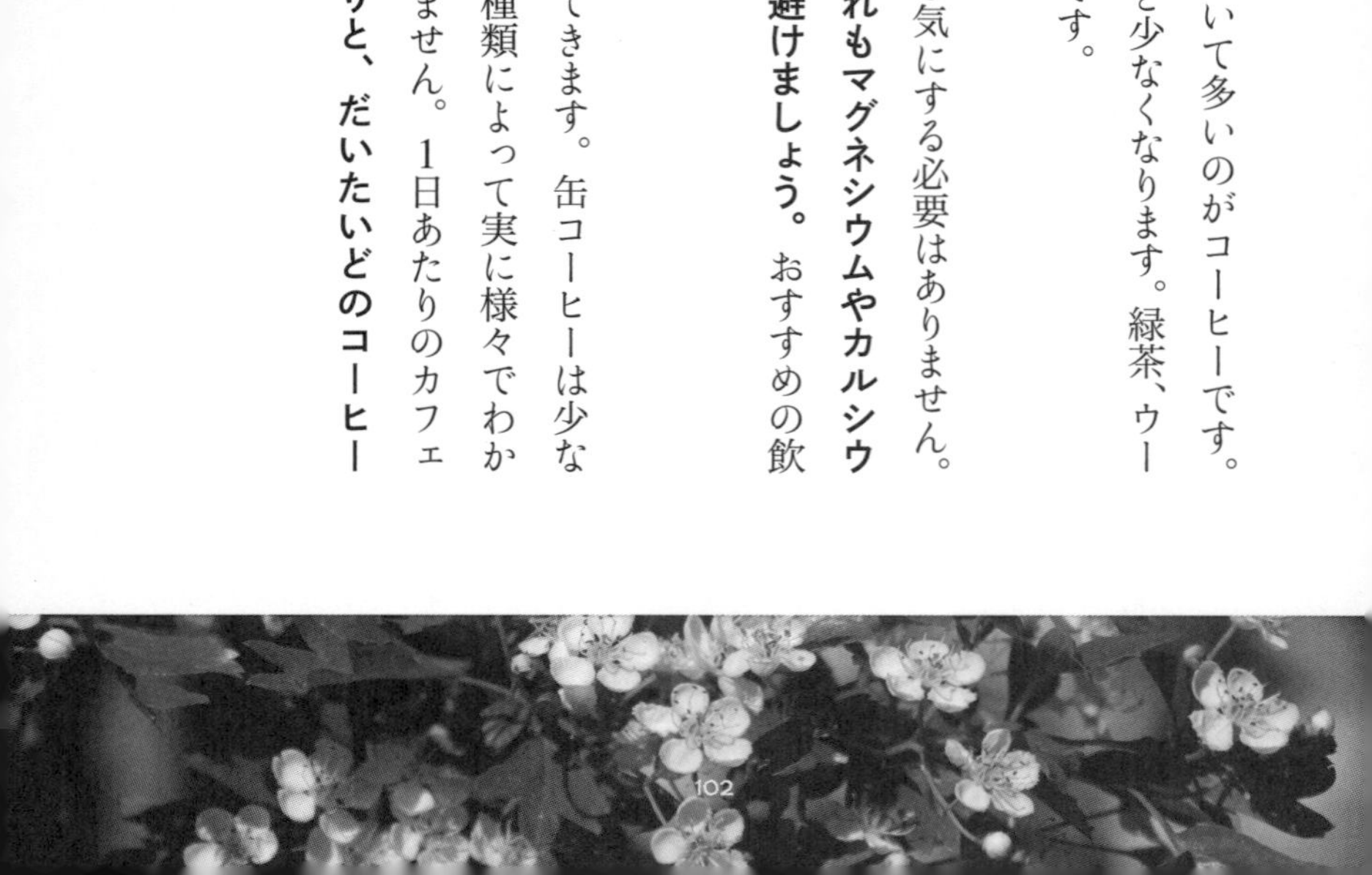

コーヒーを飲む量は「自分へのご褒美」くらいにしておくのが理想です。ただし、日本人の4人に1人が、カフェインをとると不安感を感じやすく、情緒不安定になりやすい遺伝子の持ち主ですので、PMSのメンタル不調型の人や、PMDDの人はより控えるのがよいかもしれません。

それから、エナジードリンクや美容ドリンク、薬にもカフェインが含まれています。コーヒーを控えても、エナジードリンクを飲んでいたら意味がないので気をつけましょう。

しかもエナジードリンクは、砂糖や添加物が多く含まれています。添加物についても後程詳しく説明しますが、できるだけ避けたいものです。

玄米茶と麦茶は最強の飲み物

飲み物でいちばんのおすすめは何でしょうか?

さきほどもいいましたが、玄米茶はカフェインの量が少なく、タンニンもほぼ含まれていないのでおすすめです。また、麦茶はカフェインゼロ。こちらもタンニンもほぼ入っていません。だから病院での食事には、水のほかに玄米茶や麦茶を出すところが多いですね。

ほかにも、ほうじ茶、ルイボスティー、とうもろこしのひげ茶、ハーブティーもいいでしょう。

栄養を排出しない飲み物は以上ですが、さらに飲み物で栄養をチャージすることもできます。

いいのは、やはりマグネシウムやたんぱく質を含んでいるものです。豆乳や甘酒がいいでしょう。**特に生理にいいのは、血流をよくする、ビタミンEが多いアーモンド**

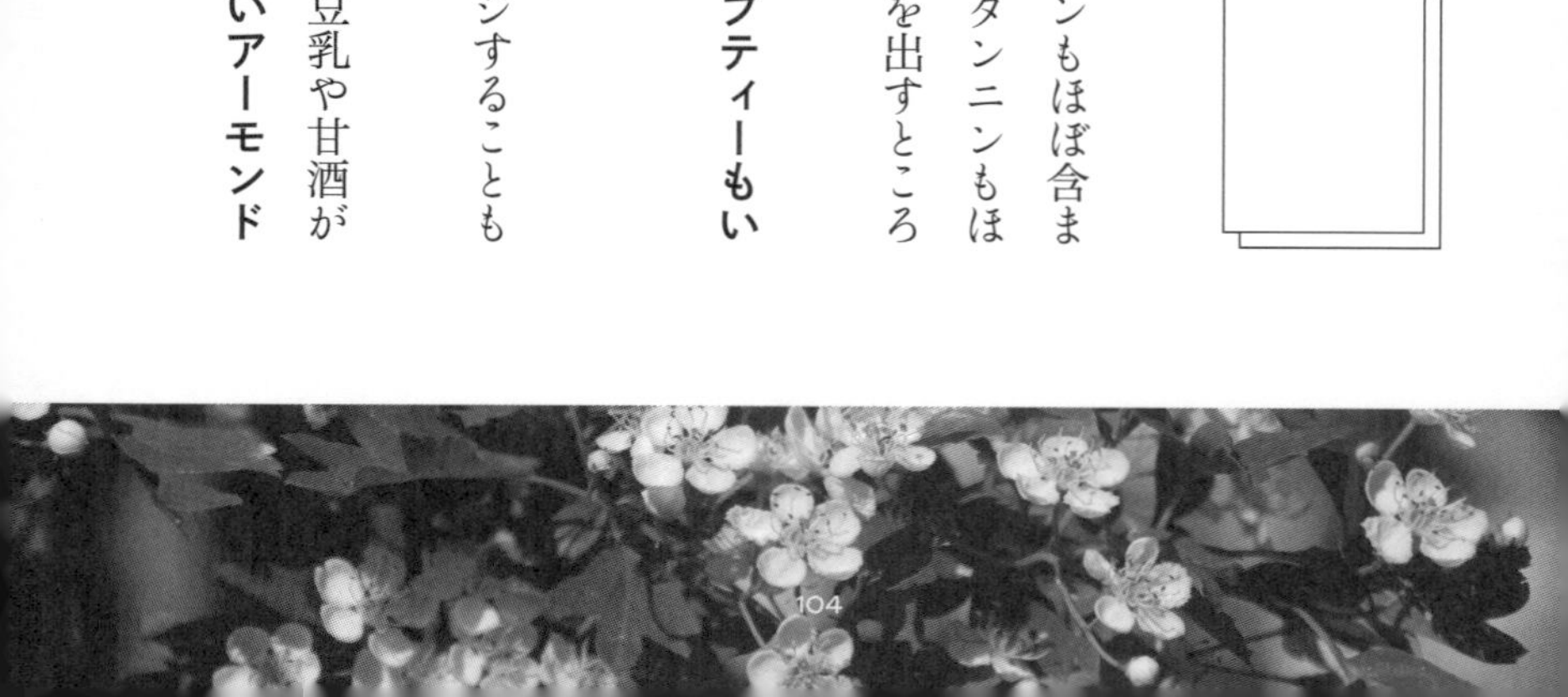

ミルクや鉄分が多いココア（少量のカフェインが含まれます）が栄養を補ってくれます。このあたりは、ストックしておいて気軽に作業しながら「栄養チャージ」などするといいでしょう。

また、コーヒーについては不妊症の日本女性を対象とした研究で、飲む量が多い人ほど卵子の残り数が少ないことが報告されています。

食品添加物とはそもそも何か

「食品添加物」とは何でしょうか。『食品添加物』とは、食品の製造過程で、または食品の加工や保存の目的で食品に添加、混和などの方法によって使用するもの」と決められています。

つまり、食品の栄養価や品質を保つために、また色をつけて見た目をよくしたり、歯応えをよくしたりするためのものです。

日本では、食品添加物は厚生労働省により、使える量が決まっています。ひとつの添加物について、体の毒にはならない量の「さらに１／１００の量」を１日の許容量としています。ですので、基本的には体に害が及ばないとされています。

しかし、添加物が使われているものを複数食べたり、あるいは長い期間食べ続けた結果、身体にどのような影響が出るかについては検証されていないのが現実です。

また、じつは日本は、許可されている添加物が多いことでも有名です。

現在日本で使用されている添加物はおよそ１５００種類。その上、ここ5年間で日本で認可された添加物は44種類です。しかし、アメリカ、ニュージーランド、オーストラリアでは8種類、カナダでは4種類です。

日本でしか許可されていない添加物は13種類あります。きれいな色のお菓子や漬物や明太子などの発色に使われているタール色素（赤色１０２号など）も日本でのみ許可されている添加物です。タール色素は体内で分解されにくいコールタールを原料につくられているので、ホルモンバランスを乱すという危険性が指摘されています。

もちろん、これらをとることですぐに病気になるわけではありません。**しかし、長期的にとることで、何らかの影響が出る可能性があったり、せっかく食べた栄養を添加物の消化のために使ってしまったりします。**そして、いちばん残念なのは、添加物のせいで、せっかくとった栄養素が排泄されてしまうことがあります。

添加物はせっかくとった栄養を出してしまう

私たちは添加物の中で、特に避けたほうがいいものがあると思っています。
そのうちのひとつが、人工甘味料のアスパルテームです。

アスパルテームの説明をする前に、ひとつ大切なことがあります。**それが、「添加物が入っているから食事は食べない」では本末転倒だということです。**添加物は、私たちが買って食べるほとんどのものに入っています。優先順位としては、まず食べるのは大切で、その上でできる範囲で添加物を避けるようにしましょう。

現代は、添加物を食べないで過ごすのはほぼ不可能といっていいでしょう。**避けることはできないけれど、知っておいて頭の片隅に入れておくだけで、大分違います。**

炭水化物や甘いものを食べると、幸せを感じます。理由は、セロトニンが分泌されるからです。原始時代は炭水化物が木の実ぐらいしかなく、たんぱく質と油が中心の

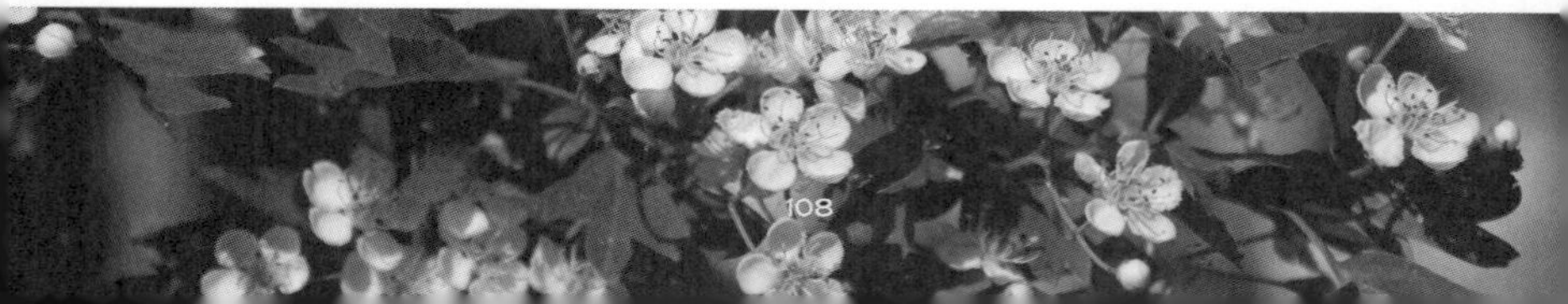

生活でした。それから米をつくるようになり、炭水化物が食べられるようになります。その頃から、カロリーになるものを食べると、セロトニンが分泌されて、幸せと感じるようになっていったといわれています。

しかし、人工甘味料のアスパルテームは、甘いのに食べてもセロトニンが出ません。カフェなどに置いてあるカロリーゼロの砂糖で、「アスパルテーム」というものを見たことがある方もいると思います。アスパルテームは、せっかく甘いものを食べているのに幸福感が得られず、かえって甘いものを食べすぎてしまいます。その上、カロリーはゼロなのに、血糖値は急上昇します。

このように、添加物を食べたときの体の反応は、普通の食べ物を食べたときとちがって、自然ではありません。

アスパルテームのほかにも、気をつけておきたい添加物を紹介します。

・リン酸塩

歯ごたえをよくする添加物です。かまぼこなど、練りものによく入っています。

血液中では、リンとカルシウムはバランスを取っています。ここで、添加物でリン酸塩を食べ、リンが増えると、バランスを取ろうとして体はカルシウムを骨から溶かして取り出します。さらに、カルシウムはマグネシウムともバランスを取っているので、カルシウムが溶けて減ると、マグネシウムも体の外に出てしまいます。**つまり、リン酸塩をとると、カルシウムとマグネシウムが体から減ってしまうのです。**

・ポリリン酸

後で詳しく出てきますが、生理痛をよくするミネラルに「亜鉛」があります。この亜鉛は、ソーセージやハム、カップ麺に入っている「ポリリン酸」が吸収を妨げますので、気をつけましょう。

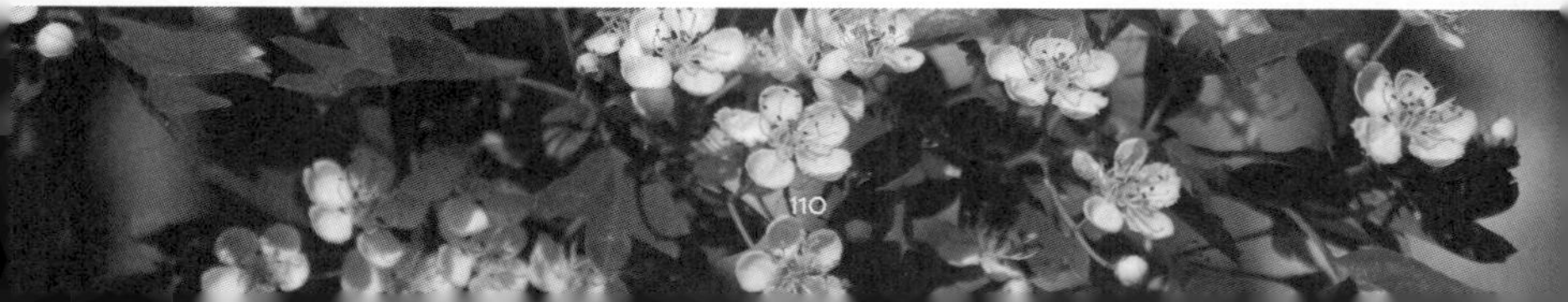

栄養は、「1週間」単位で考える

食事でもっとも大切なのはバランスです。栄養が「偏る」ことは体によくありませんといわれますが、なぜでしょうか？

答えは、「食材に含まれている栄養素が異なるため」です。

たとえば、肉には豊富な鉄分が含まれていますが、食物繊維は含まれません。逆に、野菜には豊富な食物繊維が含まれますが、鉄分はわずかです。

次の項目で詳しく説明しますが、生理痛やPMSを軽くするビタミンDやDHAは魚に多く含まれています。

サッカーや野球がチームでないとプレーできないのと同じで、栄養も何かが欠けると動きません。

ちなみに、栄養の何と何が作用しあっているかはあまりに細かく、覚えるのはプロでも難しいです。実際にバランスのよい食事をしている人は筋肉量が多く、健康長寿になりやすいことが報告されています。

しかし、栄養は食べたそばから消費されるため、まんべんなくを毎日とるのが理想だといわれています。しかし、「そんなの無理」と思う人もいるでしょう。

でも、安心してください。大人は、そんなに厳しく毎日とらなくても大丈夫。１週間でつじつまがあっていれば、栄養的には合格です。

つまり昨日は肉を食べたから今日は魚にしよう、などと1週間でバランスがとれるように考えてみましょう。

平日に毎日食事を気をつけるのは無理かもしれませんが、休日を利用しつつ１週間を目安にすれば、栄養をバランスよくとる習慣が身につけられるはずです。

巻末に「１週間で食べたものチェックリスト」をつけています。このようなリストを使うと感覚も身につきますので、ぜひ活用してみてください。慣れればリストなしでもできるようになります。

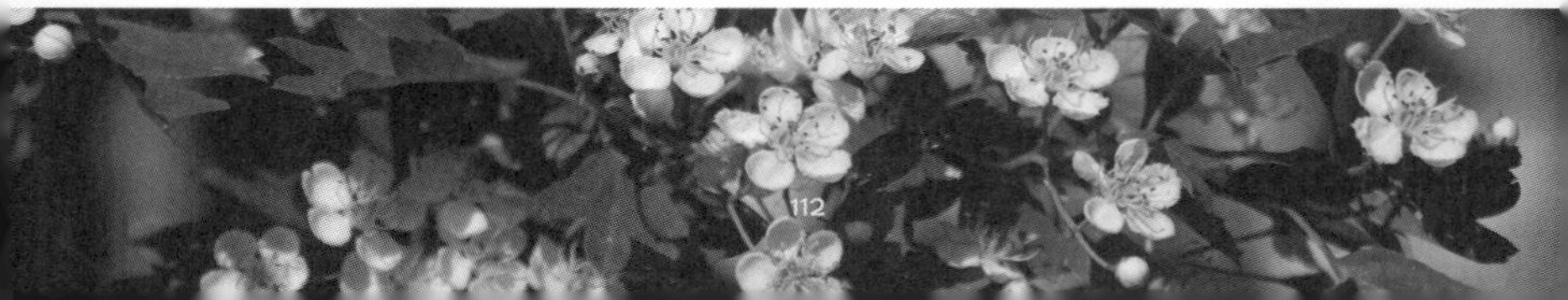

生理痛をなくしたいなら、「魚」を多めにする

第1章で、生理の血を出すために子宮が収縮するように指令を出すのがプロスタグランジンという物質で、それが痛み物質でもあるため生理痛の原因になると説明しました。

この痛み物質は、油でできています。**油にも種類があり、痛みの元になるのはサラダオイル、バター、肉の油、牛乳や生クリームなど、「オメガ6系」と呼ばれる油です。**対して、エゴマ油、亜麻仁油、魚に含まれる油があります。

これらは痛み物質の逆で、生理痛を軽くします。「オメガ3系」と呼ばれる油です。DHAやEPAという名前を聞いたことがあるでしょうか。魚に含まれているのですが、日本人を対象とした調査で、EPAが痛みだけではなく産後うつなどの心の病気も減らしてくれることがわかっています。日常的に魚を食べている人のほうが、うつになりにくいのです。

ＥＰＡには血液をサラサラにする働きがあり、医薬品として動脈硬化などの生活習慣病にも処方されています。つまり、医学的に実証されており、子宮に溜まった血液がドロドロになってしまうのを防ぎ、生理痛を緩和してくれる可能性があります。

また、プロスタグランジンによって引き起こされた痛みを悪化させる原因に、炎症があります。**ＤＨＡには体の炎症も抑える力があります。**まだマウス実験の段階ですが、ＤＨＡとＥＰＡを魚の油でセットでとることで、子宮内膜症の症状を抑制できたという研究報告もあります。というわけで、魚の油をはじめとするオメガ3系の油を意識してとりたいところです。

理想の状態は、このふたつの油の割合が、オメガ6系：オメガ3系＝4：1になることです。

オメガ6は悪いわけではありません。体にとって大切で、体中の細胞の膜をつくるのに使われます。

しかし、今の日本人はオメガ3系の油がほとんどとれていません。**4：1どころか、**

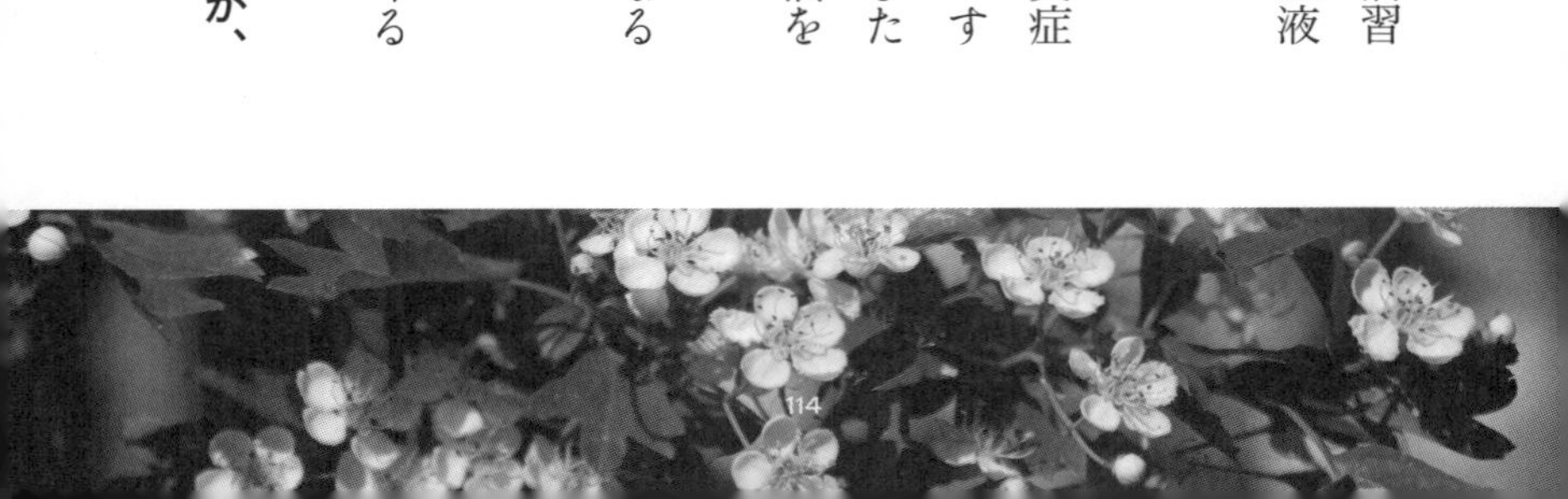

なんと50：1ぐらいの割合になってしまっています。生理痛になるのもわかりますね。生理痛だけではなく、普段の頭痛などもひどくなります。

私たちの調査でも、オメガ6系の油を多くとっている人は、痛みが強いということがわかってきています。揚げ物やアイスクリームなどをよく食べる人たちです。

大切なのは、ふたつの油の「バランス」です。つい多くなりがちで、痛みも誘発するオメガ6系を控えながら、体にいいオメガ3系を積極的にとることを意識しましょう。

オメガ6系の油はいたるところに使われているので、普通の生活をしていたら足りないことはほぼありえません。

ちなみに、オリーブオイルやごま油、アボカドなどはオメガ9系脂肪酸です。オメガ9系は、酸化に強く加熱料理に向いています。中等～重度の生理痛に悩む17～30歳の女性たちが、エクストラバージンオリーブオイルを1日大さじ1・5杯飲んだときに、生理痛が軽くなったという報告もあります。オリーブオイルは生理痛を軽くするのです。

オメガ3系の油をとる

オメガ3系の油はできれば毎日とりたいところです。人の体ではつくり出せないからです。

特に、血液をサラサラにしたりうつを予防したりするEPAは、食事からとった量に血中濃度が比例します。多く食べる人ほど血中濃度が高く、さほど食べない人では低くなります。

さきほど、エゴマ油、亜麻仁油、魚といいましたが、どうすれば手軽にとれるでしょうか。亜麻仁油やエゴマ油は、そのままスムージーやサラダに混ぜて食べることで手軽にとれます。ただし、これらはα－リノレン酸といって、体内でDHAやEPAに変換される率はわずかです。また、変換できない人もいます。

よって、できれば魚でとることが望ましいです。しかし毎日は難しいので、控えとして亜麻仁油やエゴマ油を使うことを考えましょう。

魚を普段とれている人たちの行動を集めたところ、

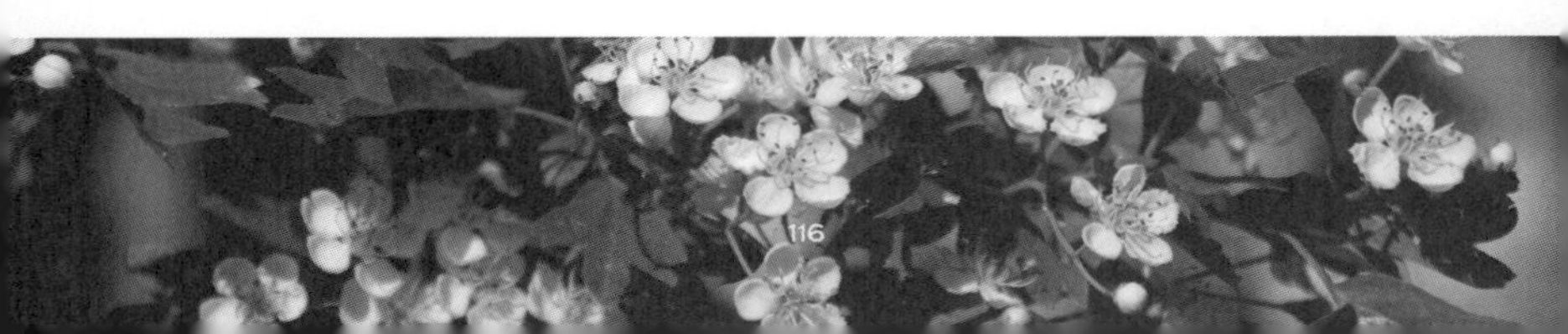

・調理のいらない刺身を買って食べる
・鮭フレークやしらすを買っておいて、ご飯にかける
・エゴマ油、亜麻仁油を常備して、家で食べるときはサラダなどに使う
・ランチは魚が食べられるお店に行く
・居酒屋で魚のつまみを頼んでみる
・魚の缶詰をおかずに一品足す

などありました。これらを参考に、ぜひ自分でもできそうなものを取り入れてみてください。

魚介類は高いのがネックですが、自炊をしている人は、スーパーで夕方割引になったお刺身の切れ端のまとめやアジのたたきをお得に買って、納豆とめかぶと一緒にごはんに乗せて丼にして食べるのもおすすめです。冷凍しておいて食べる頻度を増やすのもいいですね。お刺身は手軽で使いやすいです。今は回転寿司チェーン店もたくさんあって、ひとりで気軽に魚介類が食べられるので、ありがたいですね。

オメガ3の注意点は加熱です。揚げると50%、煮る、焼くで15%が消失します。

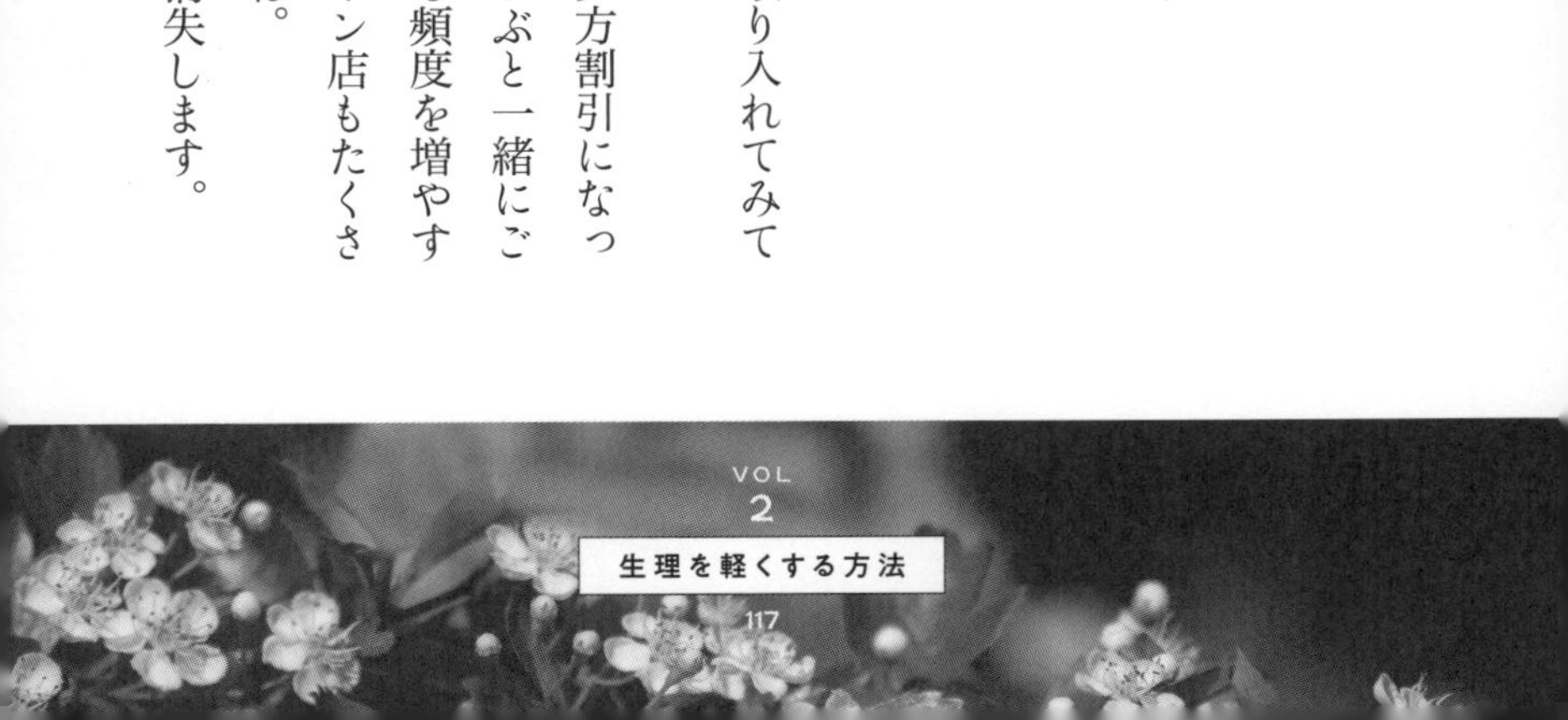

食生活に自信がない、生理痛がひどい、メンタルの浮き沈みが気になるという人は、フィッシュオイルのサプリメントもおすすめです。

しかし、サプリメントは薬と違い、すぐに効果が出るものではありません。最低でも3ヶ月は試すようにしましょう。

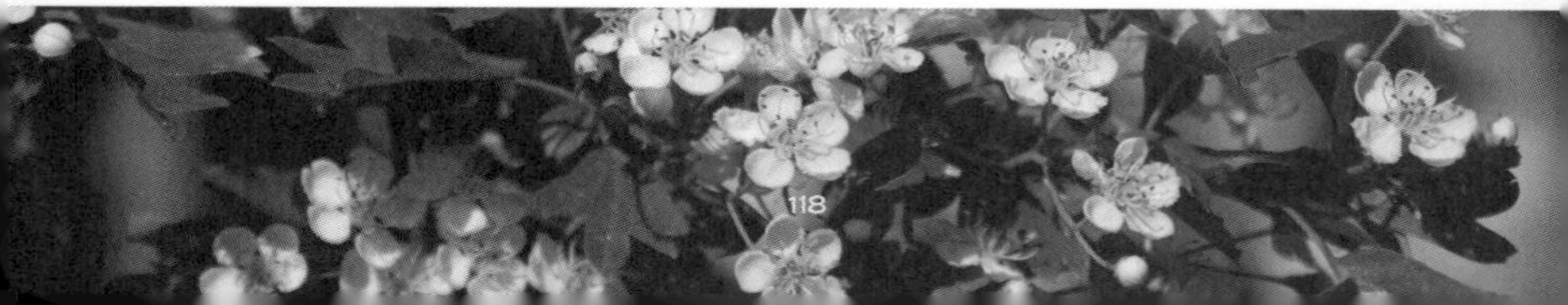

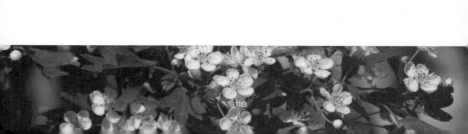

セロトニンが出れば、PMSのイライラもなくなる

ドーパミンという言葉を聞いたことがあるでしょうか。「恋をするとドーパミンが出る」などといわれていますが、正確にはドーパミンは脳に作用するホルモンです。**このホルモンはときめきや達成感や満足感を生じさせます。**

ドーパミンと似たような働きをするものに、セロトニンとノルアドレナリンがあります。セロトニンはハッピーホルモンとも呼ばれ、心を安定させたり、精神を落ち着かせたりします。ノルアドレナリンは、集中力ややる気をもたらします。

ドーパミン、セロトニン、ノルアドレナリン。この3つがバランスよく働いていると、やる気が出て頑張れたりリラックスできたりと、心が健康な状態でいられます。ポイントは、どれも多くても少なくてもだめで、バランスがとれていることです。

ですが、生理前の1週間は「心の安定」担当のセロトニンの量が減ってしまいます。**なぜ減るのかメカニズムはきちんとわかっていないのですが、これも原因は、プロゲステロンではないかといわれています。**

セロトニンが減ることにより、ドーパミンとノルアドレナリンの働きが強まるとどうなるでしょうか。セロトニンが少なくて、ドーパミンとノルアドレナリンだけになると、イライラ、不安感、ネガティブ、やる気が出ない、抑うつ、食欲が増す、攻撃性が高まる、などのことが起こります。

これらの症状は、特にセロトニンを増やすことでよくなります。セロトニンは朝日を浴びると分泌されるため、日照時間の少ないエリアに住んでいる人や、冬には誰でも低下します。実際に、うつ病患者の数は、平均気温が低く雪が多いエリアに多く、別名「晴れの国」と呼ばれる岡山県がもっとも少ないという現状があります。つまり、ネガティブな気持ちになったり、イライラしたり不安にかられるのは、自分の性格とは限らないということです。

ですから、**環境がホルモンに与える影響についてぜひ知ってほしいと思います。**なぜなら、環境は、自分の力で変えられるからです。

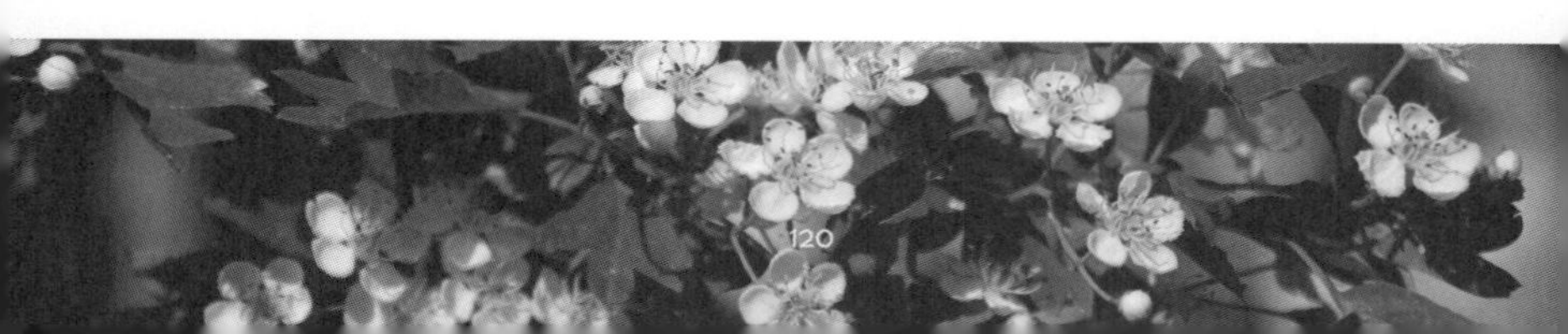

セロトニンのもとになるのはたんぱく質とビタミンB6

セロトニンのもとになる物質は、食事で取り入れましょう。
必要なのは、材料になる「トリプトファン」と、ビタミンB6と、そして炭水化物です。

これらが多く含まれるのは、魚、バナナ、キウイ、いちじくなどのフルーツ、納豆などの大豆、カシューナッツ、アーモンド、くるみ、あずき、インゲン豆などの豆類に多く入っています。アーモンドはマグネシウムもたくさん含まれているので、優秀な食品ですね。1日あたり必要なのは、豆なら30粒なので、納豆を食べれば十分です。ナッツは7～10粒程度がいいでしょう。

ごはんを食べると食後に心が落ち着いたり、気持ちが明るくなったりしませんか。また、スイーツを食べるとむしゃくしゃした気分が収まるという人は多いと思います。

これは「気がする」という話ではなく、糖質をとると実際にセロトニンが増加するためです。ＰＭＳのときもセロトニンが低下しますので、無性に甘いものが食べたくなる、スイーツばかり食べてしまうという人もいると思います。セロトニンの量が減ると、満腹感を感じにくくなり、食べすぎてしまうこともあります。

ですので、炭水化物をきちんと食べることは重要です。甘いものの食べすぎも抑えてくれます。

セロトニンをつくるのにもっともおすすめなのは、納豆ごはんです。トリプトファン、ビタミンＢ６、マグネシウムをすべて含んでいます。

「朝からごはんを炊くの面倒くさいな……」と思ったならば、コンビニの手巻き納豆という手もあります。のりも栄養をたくさん含むジャパニーズスーパーフードですから、一石二鳥です。さらに、卵を加えればたんぱく質もより増えて、最強ごはんです。

「わたし朝は洋食派なの」という方にはヨーグルトにバナナです。キウイでもＯＫです。

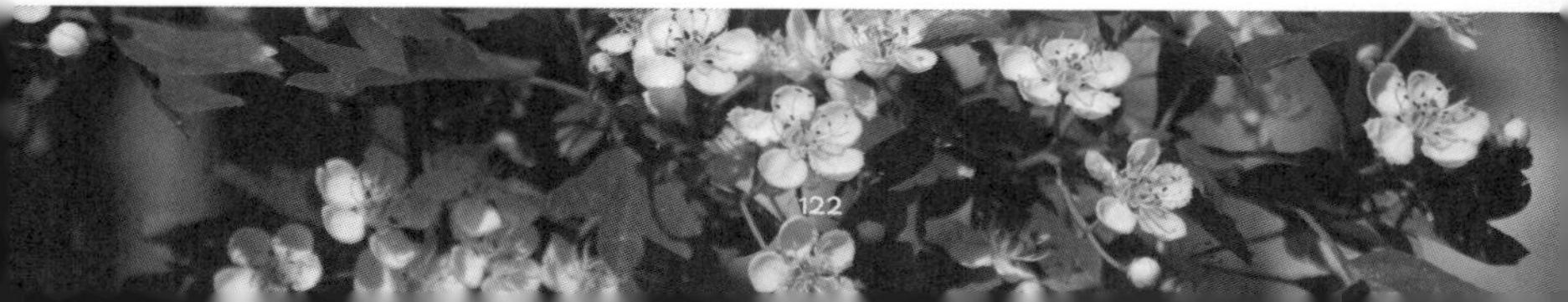

バナナとキウイを食べたら、太陽を浴びる

セロトニンは、「食べただけ」ではできません。必ず、太陽を浴びましょう。セロトニンをつくるには、「目から光が入ればいい」といわれています。ですから、朝ベランダに出て、太陽の紫外線を浴びるだけでOKです。朝の光のほうが効果が高いので、できれば10時までに浴びましょう。

朝起きたらまずカーテンを開ける、ベランダに出るなどして陽の光を浴びましょう。**さらに、噛んだり、ウォーキングをしたりなど、一定のリズムを刻む運動でもセロトニンは分泌されます。**これを、リズム運動といいます。

起きたら朝ごはんを食べ、運動がてら15分ほど歩くと完璧です。通勤で歩く人はちょうどいいですね。運動を始めて5分ほどでセロトニンが出始めます。運動でも分泌はされますが、汗をかくようなハードな運動を30分以上やると逆にセロトニンは低下してしまいますので、歩くくらいがちょうどいいです。

セロトニンは、夜には睡眠のホルモン（メラトニン）に変わります。**朝に光を浴びてセロトニンをたくさん体の中でつくっておくと、夜にメラトニンもしっかりとつくられます。**つまり、ぐっすりと眠ることができるのです。

それだけではありません。このメラトニンはスーパーアンチエイジング物質でもあり、卵胞液中に高濃度に含まれていて、卵子を保護していることが最新の研究でわかってきたのです（すでに不妊治療で使われています）。**つまり、セロトニンをつくる生活習慣や食事だと、自然と子宮の健康にもいいのです。**

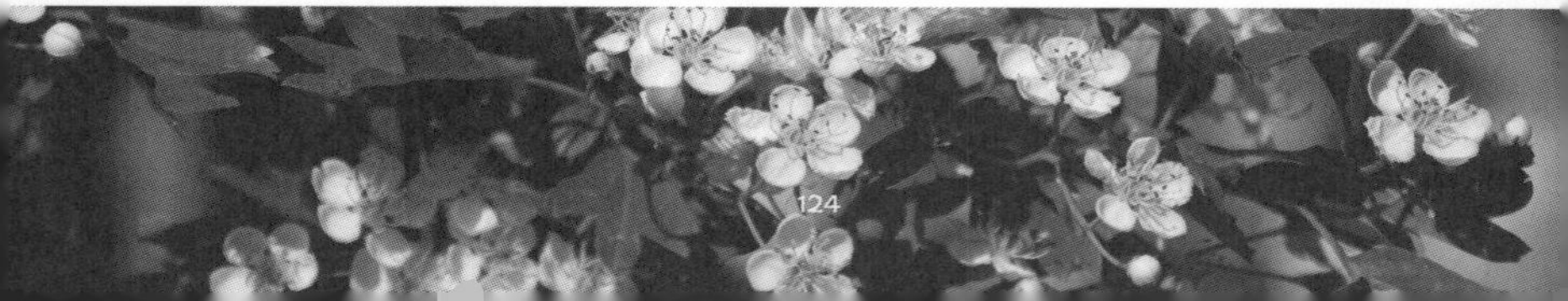

たんぱく質がすべての基本

さて、ここまでマグネシウムとセロトニンのためのビタミンB6などのお話をしました。次に重要なのは、たんぱく質です。

体のほとんどのものは、たんぱく質からできています。筋肉、髪、爪、血液、免疫、ホルモンなど、見渡す限りそうです。たんぱく質ではない酵素なども、材料はたんぱく質です。たんぱく質は体の大部分をつくるもとなのです。

たんぱく質は、生理痛やPMSの解消にも役立ちます。その理由をひとつずつ説明していきます。

・ホルモンの材料になる

たんぱく質はホルモンの材料でもあります。ですから、もし不足すると、ホルモンバランスが乱れてしまいます。

・鉄分を体に吸収させるために必要

生理のたびに血を失うといいましたが、女性に多いのは、やはり貧血です。貧血をよくするための鉄分は、たんぱく質がないと体に吸収されません。また、たんぱく質は血液の材料でもあります。たんぱく質には血液中の水分の量を調整する働きがあるので、これが少ない人はむくみます。

・筋肉をつけて体温を上げると、生理痛がよくなる

平熱が高い人は、生理痛がない人が多いです。高い体温を保つためには、筋肉が必要です。だから、筋肉の材料になるたんぱく質は不可欠です。

・骨をもろくしない

たんぱく質は女性ホルモンをつくります。女性ホルモンは、骨を強くするといいましたね。生理がきちんときていない人は、若くても骨密度が下がっている可能性が高いです。そして、頭蓋骨の骨密度低下は、シワやたるみを生みます。**シワやたるみを増やしたくないなら、たんぱく質です。**

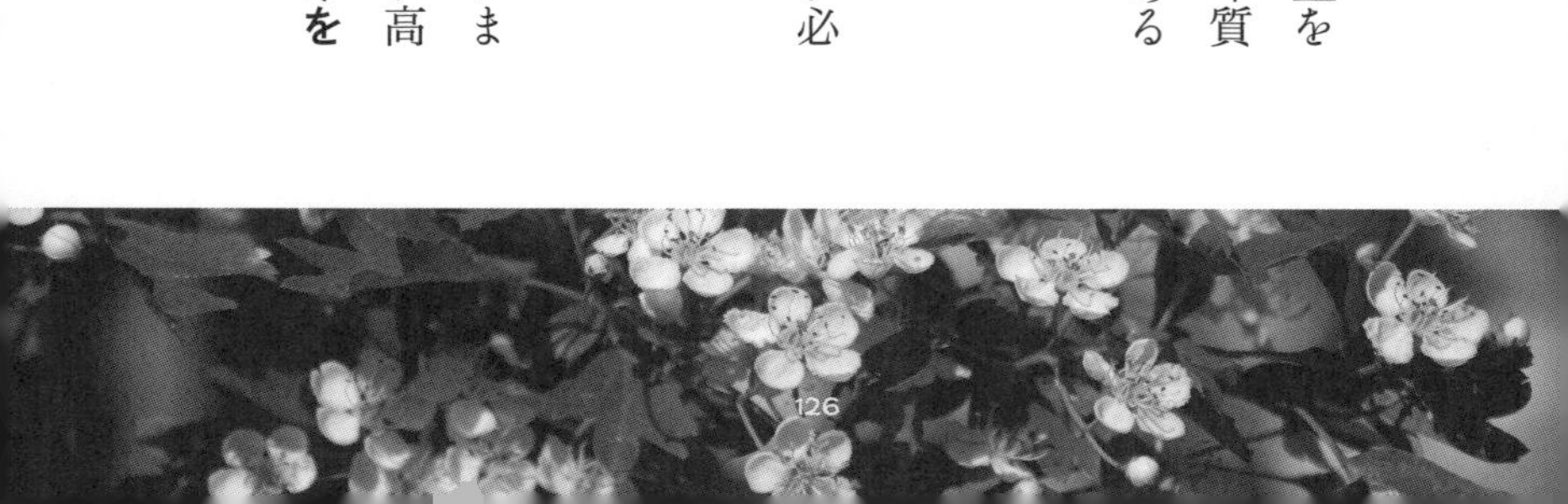

このように、体をつくるもとのたんぱく質は、生理の悩みの解消には欠かせません。実際に、とある企業の女性ばかりの部署に3ヶ月間冷蔵庫を設置させてもらい、ヨーグルトを毎日1個食べてもらいました。始める前とあとでアンケート調査を行った結果、生理痛の痛みどめを必要としなくなったことやPMSのイライラが軽くなったという感想が複数寄せられました。

考えてみれば当然ですよね。もともと体はほとんどたんぱく質からできています。健康な体に不可欠なたんぱく質が少ないなら、生理の不調が出るはずです。

最強なのは「5大たんぱく質」を食べること

たんぱく質といえば何を思い浮かべますか？　肉、魚、卵、大豆、乳製品――すべて正解です。これを私たちは5大たんぱく質と呼んでいます。

この5大たんぱく質を全種類食べられれば、完璧です。もちろん、毎日全部食べるのは大変なので、前にもお伝えした1週間理論で、できるだけ1週間でいろいろな種類を食べるとよいでしょう。

ひとくちにたんぱく質といっても、じつは全部同じではありません。

まずは「必須アミノ酸」です。たんぱく質は、20種類のアミノ酸からできています。

このうちの11種類は自分の体でつくることができます。しかし、残りの9種類は体の中でつくることができないので、食べて体の中に入れる必要があります。**この9種類のアミノ酸のことを「必須アミノ酸」といいます。**

この必須アミノ酸には、それぞれ9通りの仕事があります。

特に覚える必要はありませんが、筋肉を修復する係、骨や皮膚をつくる係、肌の材料になるコラーゲンをつくる係、セロトニンをつくる係など、それぞれの役割があります。

そして、たんぱく質によって、これらの必須アミノ酸が多く含まれているものといないものがあるのです。たとえば、肉には筋肉を修復する係の必須アミノ酸が多く、魚にはセロトニンをつくる係が多いです。


もうひとつ重要なことは、5大たんぱく質それぞれに含まれる栄養素が、必須アミノ酸以外も違うということです。

魚に豊富なDHAは、他のたんぱく質にはほぼ含まれません。そして、貧血を防ぐヘム鉄は肉と魚に豊富ですが、他のたんぱく質には含まれません。

また、大豆に豊富なイソフラボンは他のたんぱく質には含まれません。

5つすべてのたんぱく質をバランスよく食べなければならない理由がわかったでしょうか。ちなみに、卵は、例外でビタミンCと食物繊維以外を含む完全食に近い食べ物です。

もちろん、これらを全部1日で食べようとすると大変ですが、サラダ、パスタ、丼などには温玉をのせたり、定食に納豆をプラスしたり、ヨーグルトをおやつに食べたり、少しずつプラスすることを心がけましょう。気をつけて増やしていけば、格段に栄養は豊かになります。先ほどお伝えをした、1週間でバランスがとれていれば大丈夫です。

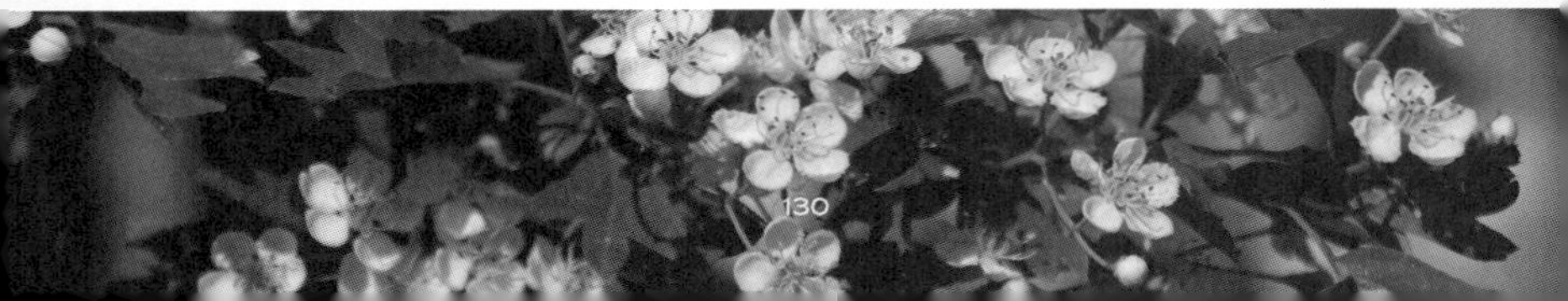

たんぱく質をとると髪、爪、肌が美しくなる

生理の不調をなくすためにたんぱく質が必要だといいましたが、これらは、美しくいるためにも絶対に必要な栄養です。

たんぱく質が足りなくなるとどういうことが起こると思いますか？

まず、髪、爪、肌など、生きていくために必要ないところからボロボロになっていきます。

また、たんぱく質とカロリーが少ない食事は、筋肉の老化を加速させます。3ヶ月カロリーをセーブした食事をすると、筋肉は5歳分も老化する（減少する）ことがわかっています。

筋肉は天然のコルセットです。バストやヒップの垂れを予防し、ボディラインのキープに欠かせません。

さらに、前述した通り、骨は主にたんぱく質でできています。**栄養が足りず骨の老化が進めば、頭蓋骨の骨密度低下により目のくぼみやたるみになり、見た目に老けた印象を与えます。**

食べずにやせようというのは手っ取り早い方法ですが、このように老いを加速します。もちろんいうまでもなく、子宮や卵巣もたんぱく質からつくられています。

すみずみまでたんぱく質が足りていると、体という土台が美しくなります。ぜひ、5種類のたんぱく質を積極的にとるように心がけてください。

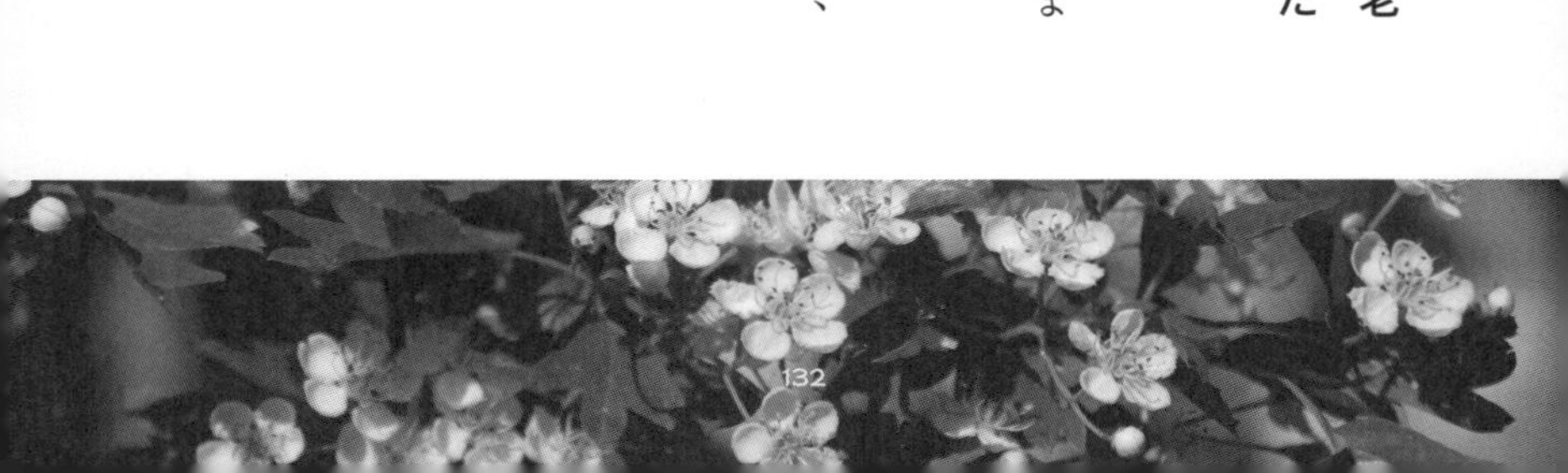

スキあらば、卵、大豆類、納豆、チーズを追加する

たんぱく質の大切さはわかってもらえたでしょうか。

では、どのぐらい食べたらいいのかというと、体重1kgあたり1日1gのたんぱく質が理想です。体重が50kgの人なら、1日あたり50gのたんぱく質をとるのが目安です。このぐらい食べれば、生理による不調が改善し、美しくもいられます。

ただ、「ステーキや焼き魚を食べると丸ごとたんぱく質」だと思うことは間違いです。実際には、肉や魚に含まれるたんぱく質の割合は約2割しかありません。

「2割しか含まれてないの?」と驚いたかもしれません。そのほかは脂質やほかの栄養素です。

大体一人前を100gとすると、メインを肉や魚にすると約20gのたんぱく質になります。

昼に魚100g、夜に肉100gを食べると、とれるのは約40gで、1日の必要量である50gにはまだちょっと足りません。おやつにヨーグルトを食べたり、ごはんにしらすや納豆をかけるなどして、たんぱく質を追加してください。

そして、できるだけさきほど説明したとおり「5大たんぱく質全部でカバーする」と意識しましょう。それぞれ含まれるアミノ酸の量が違うためです。

1日の目安としては、毎回の食事で「5大たんぱく質を、片手の手のひら一盛り分」だとちょうどいいくらいです。

そんなに食べなければいけないと考えると、一食抜くことは栄養をとるチャンスを逃していることになりますね。朝ごはんがないと、手のひら一盛り分×3回が達成しにくくなります。また、朝ごはんを抜いてしまうと、たんぱく質だけでなく、たんぱく質からできる鉄分やカルシウムも、食事で満たすことがまずできなくなります。さらに、運動している女性はもっと必要です。

たんぱく質をとるときに気をつけたいのは、含まれる脂です。

魚の油は生理痛をはじめ、健康やダイエットの強い味方ですが、肉の脂はそうではありません。お肉は脂身の少ない肉を意識することが大切です。

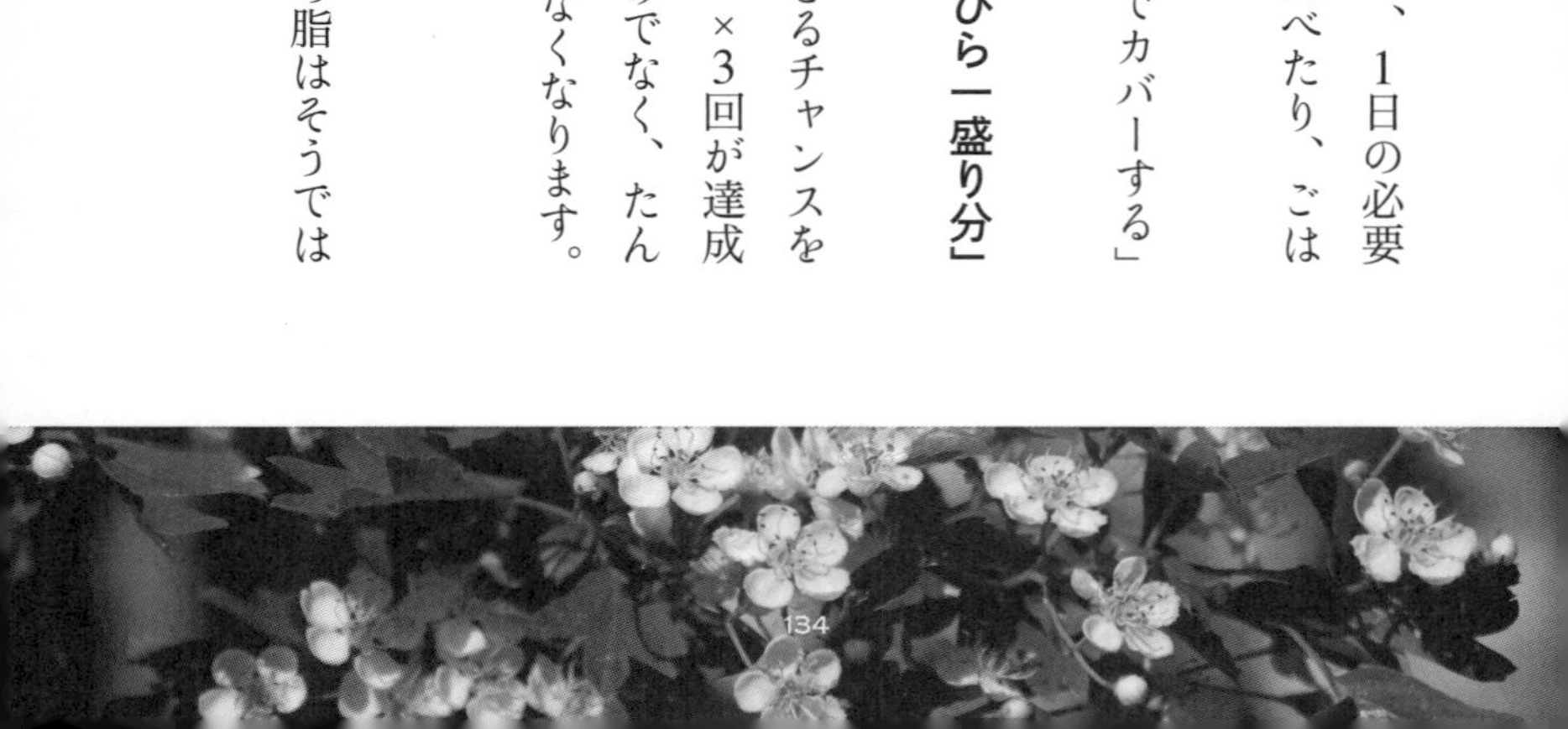

理想的なたんぱく質のとり方は3食でバランスよくとることなのですが（筋肉を最も守ることができます）、実際の統計では、朝ごはんに不足していて、夜ごはんが多い傾向にあります。

ですから、朝ごはんに納豆や鮭フレークを足したり、ゆで卵や目玉焼きを増やしたりすることを心がけましょう。昼のほうが夜より消化しやすいので、もしこってりしたものを食べるなら、夜より昼にしましょう。反対に、夜は翌日の朝ごはんがしっかり食べられるように、消化しやすい豆腐料理や卵料理などにすれば完璧です。

合間のおやつや飲むものも、たんぱく質を意識するとなお完璧です。食事からたんぱく質がとれず、体内で不足すると、不足分を補うために筋肉が分解されてしまいます。天然のコルセットを守るためにも、できるところから始めていきましょう。

スーパーに行ったら、サバ缶、シーフードミックス、鮭フレークを買っておく

私たちの調査によると、一人暮らしと実家暮らしでは栄養状態に大きな違いがありました。

カウンセリングをしていても、一人暮らしだと「冷蔵庫が小さい」「食材をすぐ腐らせてしまうから買い物をしたくない」「魚焼きコンロがない」といった悩みがあり、そもそも家でたくさんの種類の食べ物を食べません。

そこで、手軽に栄養をとるために、ぜひ冷蔵庫やキッチンに、便利なものを常に置いておきましょう。

おすすめなのは、サバ缶やサンマ缶、ツナ缶といった缶詰です。

パンやパスタにあえても美味しい牡蠣のオイル漬けもいいでしょう。ツナ缶はいろいろな使い道がありますね。最近のツナは缶詰ではなく、使いやすいパウチタイプもありますよ。

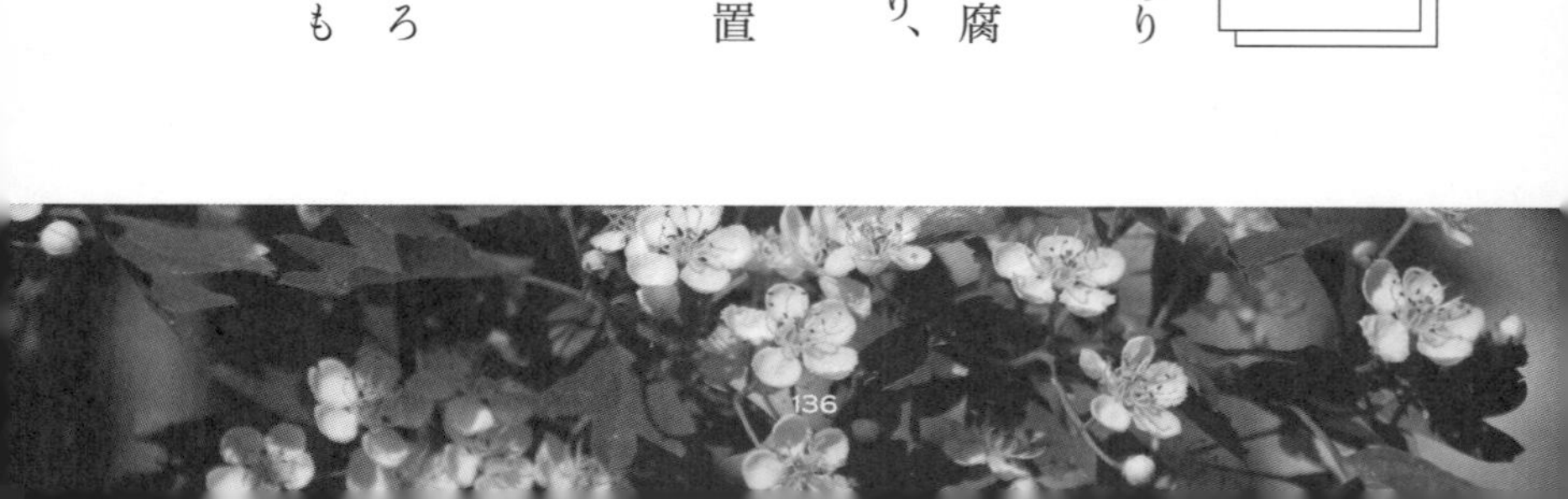

鮭フレークやちりめんじゃこは、ごはんにかけるだけでたんぱく質がとれます。また、インスタント味噌汁にいれるだけでミネラルがとれる高野豆腐と乾燥わかめもいいでしょう。麺類にまぶしやすい桜エビもおすすめ。乾物は賞味期限が長く、安価なのに栄養満点です。それに、常温保存可能な豆乳や甘酒もあります。

料理が苦手でなければ、骨つき鶏肉（出汁いらずです）、冷凍あさりのむき身や、シーフードミックスを冷凍庫に入れておくのがおすすめです。

あさりはチャーハンやリゾット、スープに入れるだけで鉄分がとれますすし、シーフードミックスもラーメンや焼きそばなどに加えやすいです。

私のおすすめはシラスです。栄養価が魅力なシラスは、冷凍しておいて、野菜炒めやおひたしのトッピングなどに使ってみましょう。

冷凍の枝豆やパウチに入ったミックスビーンズや大豆、ひじきも、トマトなどの野菜にあえるだけで1品です。賞味期限が長いので、買っておくと便利です。

生理痛やＰＭＳを軽くするビタミンＤは干し椎茸に豊富で、和風パスタやはるさめスープなどに入れるとおいしさも増します。

これらを食べていれば、カップ麺やコンビニ食の日があっても大丈夫！　コンビニ食に温玉をのせるのもいいですね。

少しの工夫でできるだけ栄養を強化しましょう。

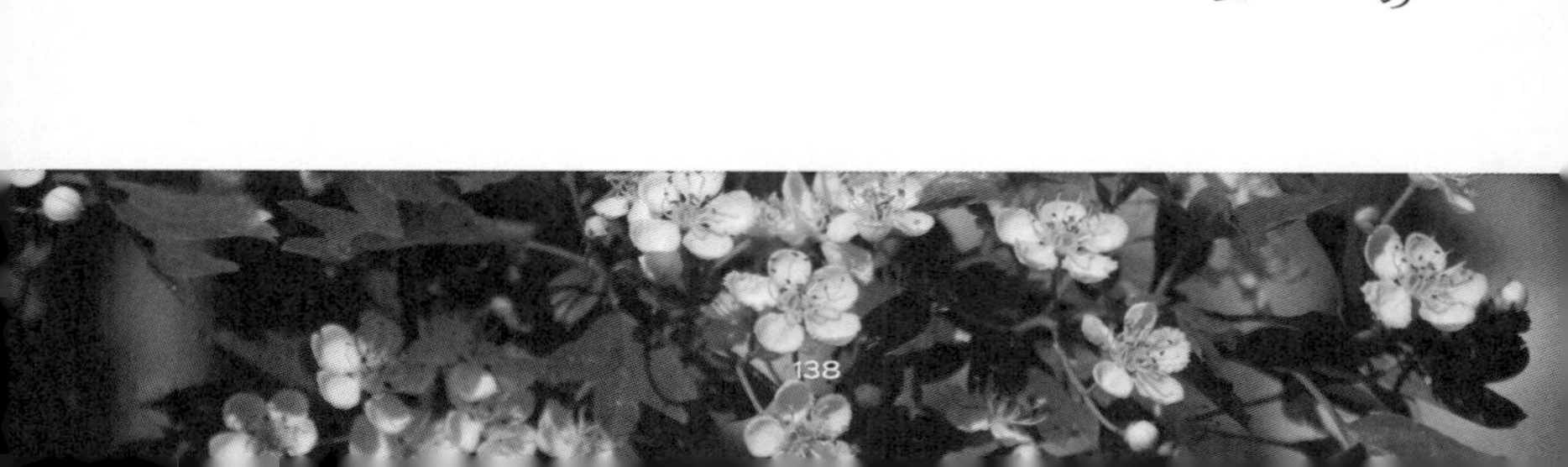

COLUMN

プロテインは
プレーンを選ぶ

プロテインを飲んだことはありますか？　プロテインとは、英語でたんぱく質のことです。今はおいしいプロテインが増えているし、筋トレブームなこともあって、身近な存在になってきました。

たんぱく質は、プロテインを飲めば理想の量を簡単にとることができます。**ただし、基本の栄養は食事からとることをルールにしてください。**なぜなら、プロテインはたんぱく質ですが、たんぱく質が多く含まれる食材に入っている、鉄分や亜鉛といった栄養素が含まれていないものも多いからです。

また、フレーバータイプのプロテインには添加物や砂糖が多く入っているものがあり、毎日とることはおすすめできないものもあります。ぜひ、食事がわりにしないというルールを守り、とるのであればプレーンを選ぶようにしましょう。

牡蠣はサプリメント

「亜鉛」という栄養素を聞いたことがありますか。

亜鉛は、生理痛をよくし、PMSを緩和させるということが、ハーバード大学の研究で報告されています。 私たちの調査でも、生理痛がない人のほうが亜鉛をたくさんとっていました。また、丈夫な肌や体をつくるためにも不可欠な栄養素でもあります。

そもそも亜鉛は、肌に多く存在するミネラルで、乾燥に強く、トラブルのない肌づくりに欠かせません。衣類やマスクが肌に触れたときに起こりがちな炎症（赤みやかゆみ、かぶれ）の症状を抑えているのも亜鉛です。**つまり、肌の調子もよくし、体のバリア機能を強くするので、感染症にかかりにくくさせたり、けがや火傷の回復を助けたりします。** そして、骨を丈夫にもします。女性にとってもとても重要な栄養です。

にもかかわらず、先進国で唯一、日本人だけが10〜30％不足しています。

特に、貧血の女性は、亜鉛もとても不足しています。鉄と亜鉛が不足していると、鉄剤だけをいくら服用しても貧血は回復しにくくなります。

なぜ鉄と亜鉛が一緒に少ないのかというと、含まれている食材が重なるためです。亜鉛がたくさん含まれる食べ物は、牡蠣です。あまり食べる機会がないですよね。

亜鉛は1日あたり10mgとるのが理想ですが、ひとつの牡蠣に6・6mg入っています。それ以外で亜鉛が入っている食べ物は、アーモンド、牛肉、豚肉、かに、するめ、卵、ごま、高野豆腐、のり、切り干し大根などです。ただ、どれも牡蠣に含まれている量よりはかなり少ないです。たとえば牛肉100gなら5〜6mg、アーモンドは10粒で0・6mg程度です。だから、牡蠣以外で「これを食べていれば亜鉛がとれている」といえるようなものはなくて、いろいろなものから少しずつとるしかありません。

ただ、鉄や亜鉛といったミネラルは、ほかの栄養と違って、長時間体にストックされます。だからこそ、少しずつ食べるのがいいのです。私たちの団体では、打ち上げとなると「美味しい牡蠣（シーフード）を食べに行きましょう」が定番です。牡蠣を見かけたら、ぜひ食べるようにしてください。

生理痛が軽くて、PMSがない人の特徴は「和食」

ここまで読んで、「本当に食事が生理の悩みに効果があるのかな?」という人もいるでしょう。

私たちは、全国で開催している保健室の参加者データをもとに、生理の悩みがある人とない人で分け、食事の状況を調べました。

生理の悩みがない人とは、「生理が正常に来ている&生理痛が軽い&PMSがない人」です。すると、生理の悩みがある人とない人の食事の違いが、はっきりと結果に表れたのです。

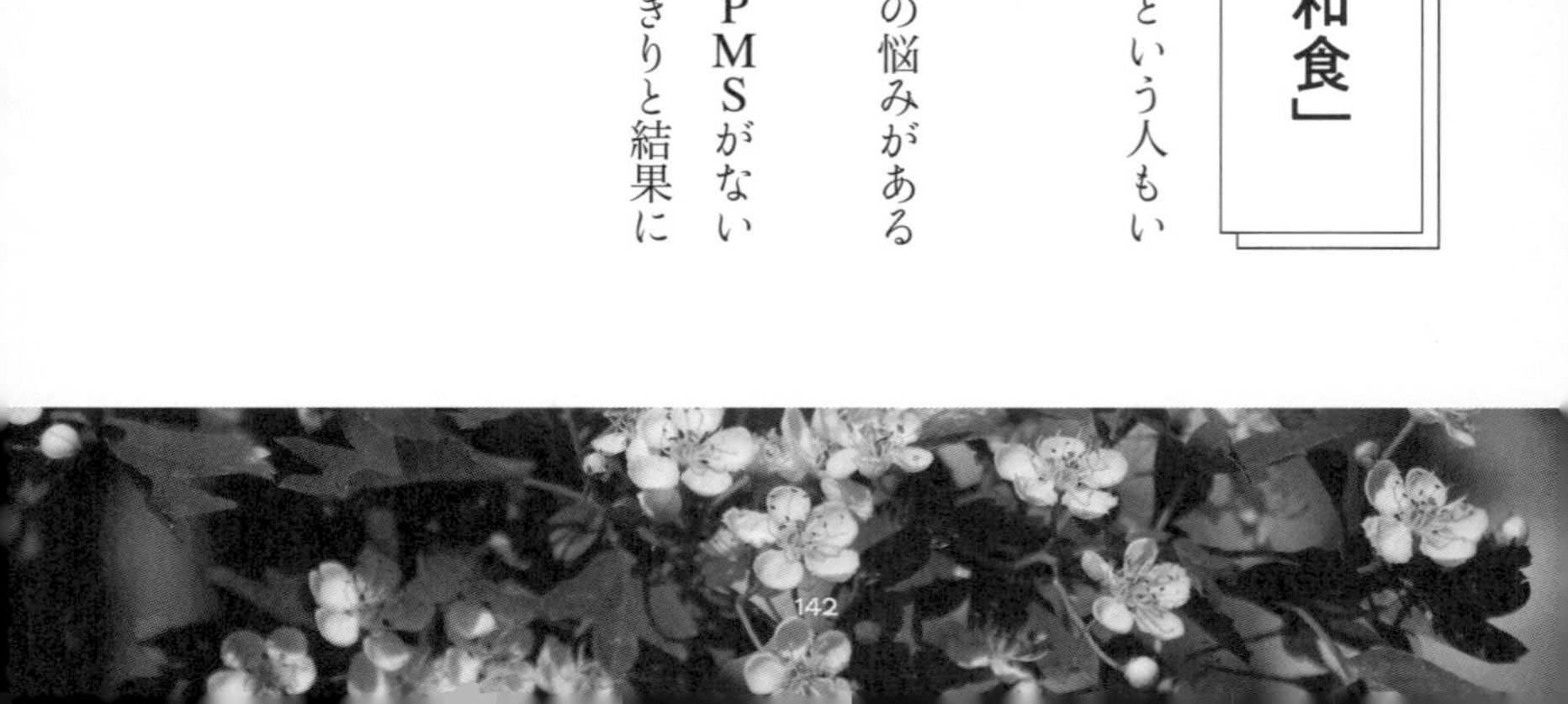

生理の悩みがない人（エリート）とそれ以外の食品別の摂取量

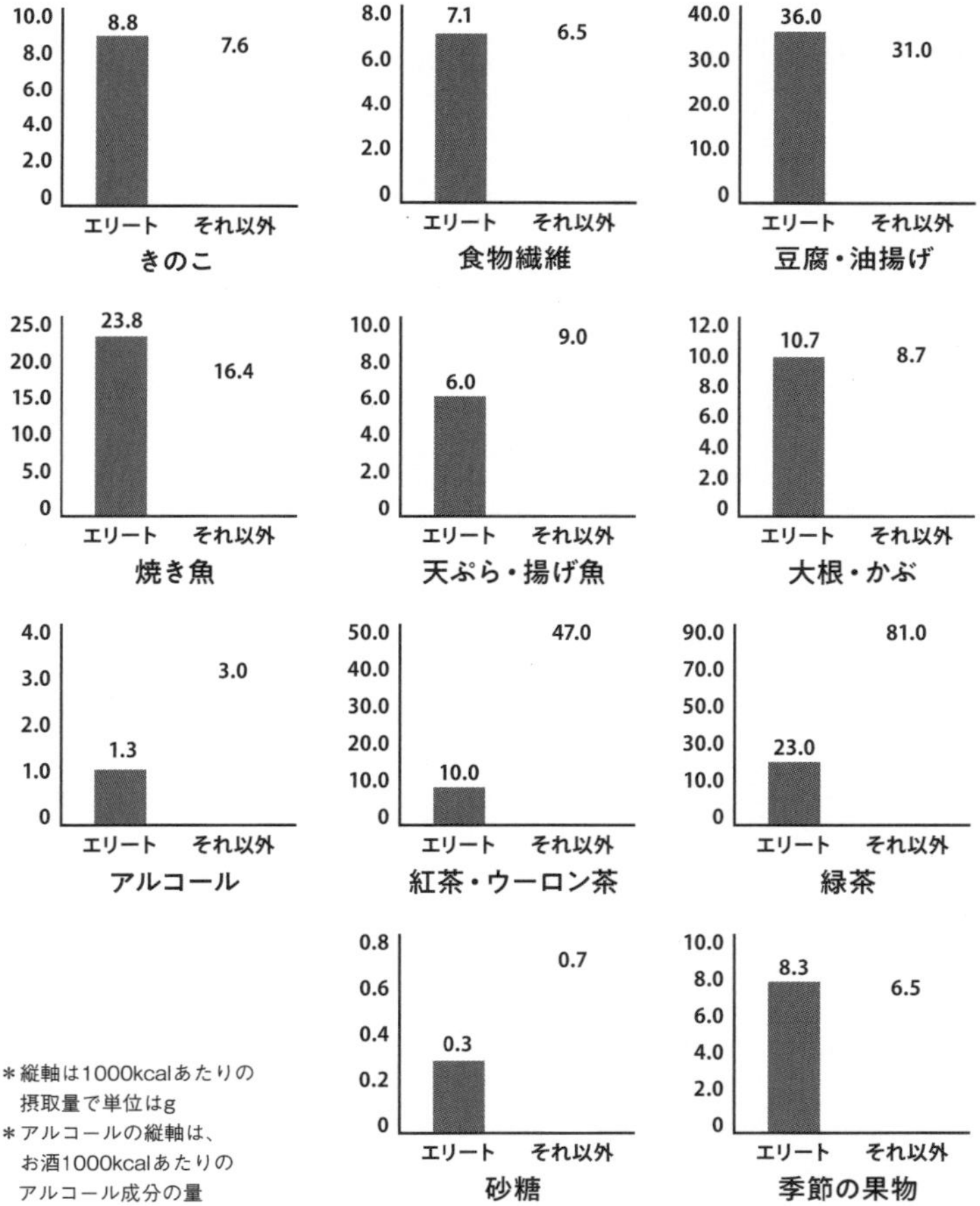

＊縦軸は1000kcalあたりの摂取量で単位はg
＊アルコールの縦軸は、お酒1000kcalあたりのアルコール成分の量

このグラフから見てとれる、生理の悩みがない人の特徴は次の通りです。

・オメガ6系の油を含む揚げ物を食べている人が少ない
・オメガ3系の油を含む魚を食べている人が多い
・たんぱく質を含む豆腐や油揚げなどの大豆製品を食べている人が多い
・大根・かぶなど、根菜から食物繊維、きのこからビタミンD、季節の果物からビタミンCをとっていて、栄養バランスがとれている
・カフェインを含む緑茶、紅茶、ウーロン茶をあまり飲んでいない

ここまで説明してきた栄養が、生理の悩みに効果があるとわかってもらえたと思います。そして、この傾向から、生理の悩みがない人たちの食事の特徴は、和食であるといえるでしょう。

生理の悩みのない人ほど、体内で炎症をあおるオメガ6系の油の量（揚げ物）が少なく、炎症を火消しするオメガ3系が多いです。この結果からも、食事は明らかに生理痛やＰＭＳに影響しています。

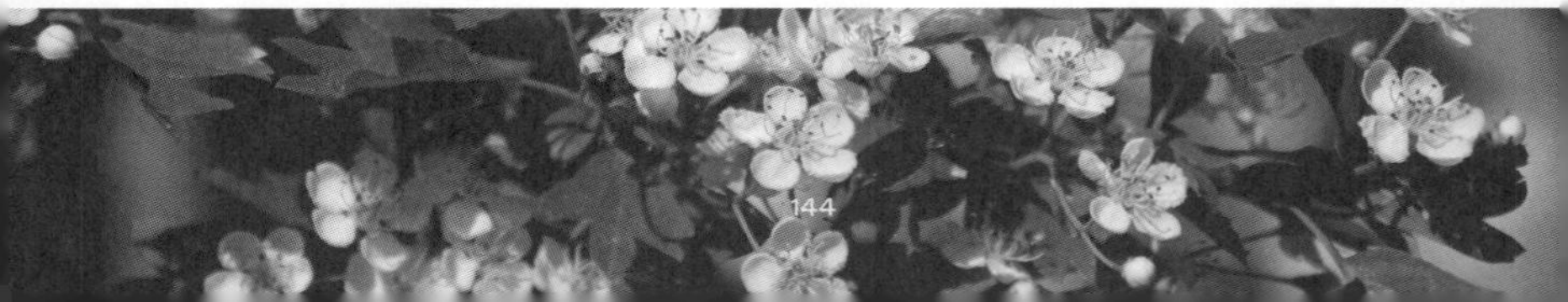

アルコールも痛み物質をつくる

ちなみに、アルコールも痛み物質をつくる原因になります。

アルコールを処理する力（お酒が強いかどうか）は人によって違いますが、アルコールを処理しきれないと、「アセトアルデヒド」がたくさんつくられます。

これは、神経を刺激して痛みを誘発する物質です。それが二日酔いなどの「アルコール頭痛」の原因ですが、生理痛がひどくなることもあります。

痛みの原因の「プロスタグランジン」のほかにもうひとつ、お酒でも痛み物質ができます。

「食事での」カロリーはもっととっていい

「カロリーが高い＝太る、体に悪い」というイメージがありますよね。

でも、食事でのカロリーは、もっととって大丈夫です。**現代の日本女性の1日の摂取カロリーはなんと、終戦直後を下回っています。**特に、働く女性ほど（さらに長時間働く人ほど）カロリーが大幅に不足しています。

生理の悩みがない人とある人のとったカロリーを比べてみると、悩みがない人のほうが多くとっています。意外に思いますよね。生理の悩みのない人は、揚げ物をあまり食べず、焼き魚や豆腐、野菜などのカロリーが低いものを食べているのですから。でも、女性ホルモンのために必要な理想のカロリーは体重1kgあたり45kcalです。

ちゃんと食べている人に生理の悩みが少ないのは、それだけ女性ホルモンの分泌が

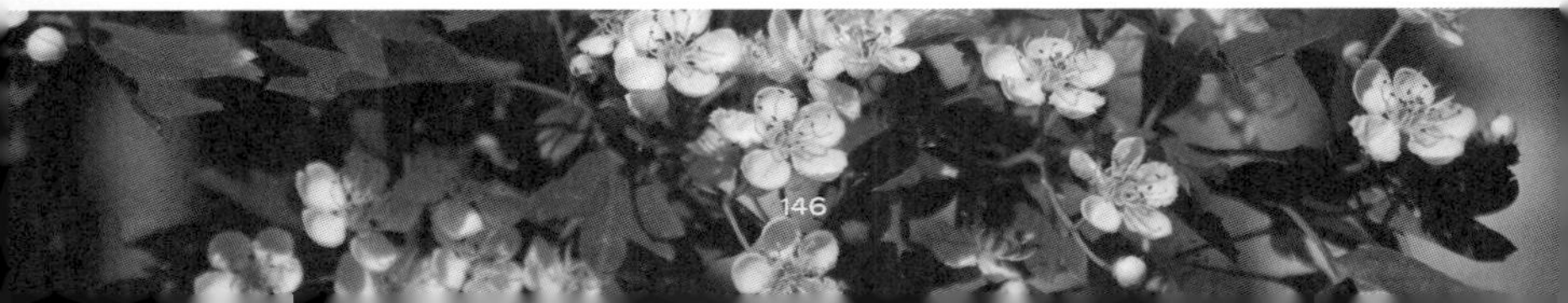

しっかり行われているからです。カロリーの内訳を見たときに、魚、大豆、野菜などをたくさん食べて、いいもので埋まっているイメージです。

逆に、生理の悩みがある人は、栄養が少ないカロリーだけが多い食事をとっています。

気をつけるべきは、この「栄養がほとんど入っていないカロリー」。スナック菓子、スイーツ、お酒などで、私たちは「エンプティカロリー」と呼んでいます。「空のカロリー」という意味で、栄養がなくてカロリーだけがあります。

「エンプティカロリー」を避けて、栄養が詰まったカロリーをとるなら、カロリーの量はあまり気にしなくて大丈夫です。女性は1日1800〜2000kcalを食べるのが理想なので、生理の悩みがない人も、もっとたくさん食べたほうがいいぐらいです。

朝ごはんを食べる人は生理痛が軽い

あなたは朝ごはんを食べていますか？

朝食をほぼ毎日食べている人のほうが、生理痛が軽いです。

私たちが、朝ごはんを食べる頻度と生理痛について調べたところ、次のページのような結果になりました。

朝食をほぼ毎日食べている人で、寝込んだり、痛みどめを使用したりするほどの生理痛がある人は約25%、対して朝食が週に4～5日以下の人で重い生理痛の人は約40%でした。また、朝食を食べている人で、生理痛が軽い、あるいはほぼない人は約74%、朝食を食べていない人のこの割合は59%でした。

さらに、過去3ヶ月間連続して生理がとまったことがある女性も、調べてみたら朝ごはんを食べていない傾向にありました。朝ごはんはPMSの症状である頭痛などにも影響しています。

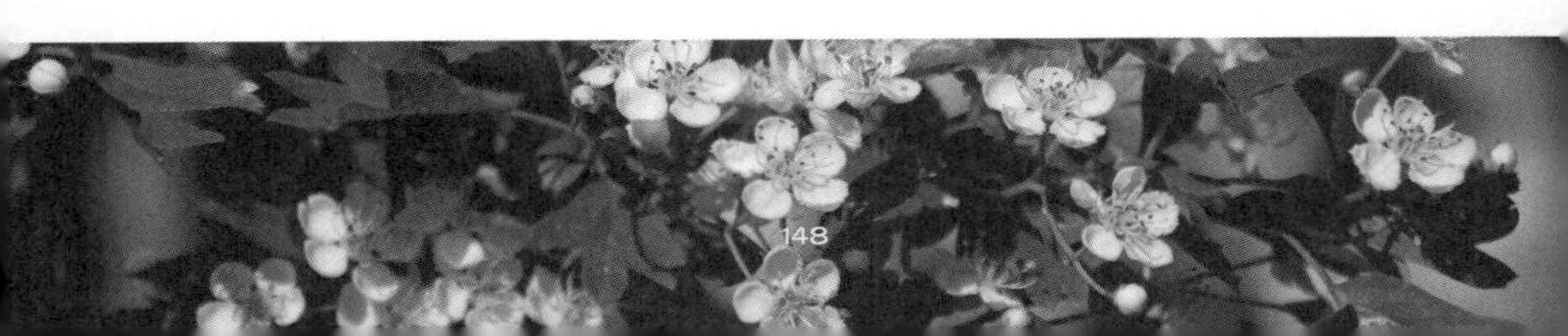

朝食の頻度と生理痛について

朝食頻度（ほぼ毎日）131名

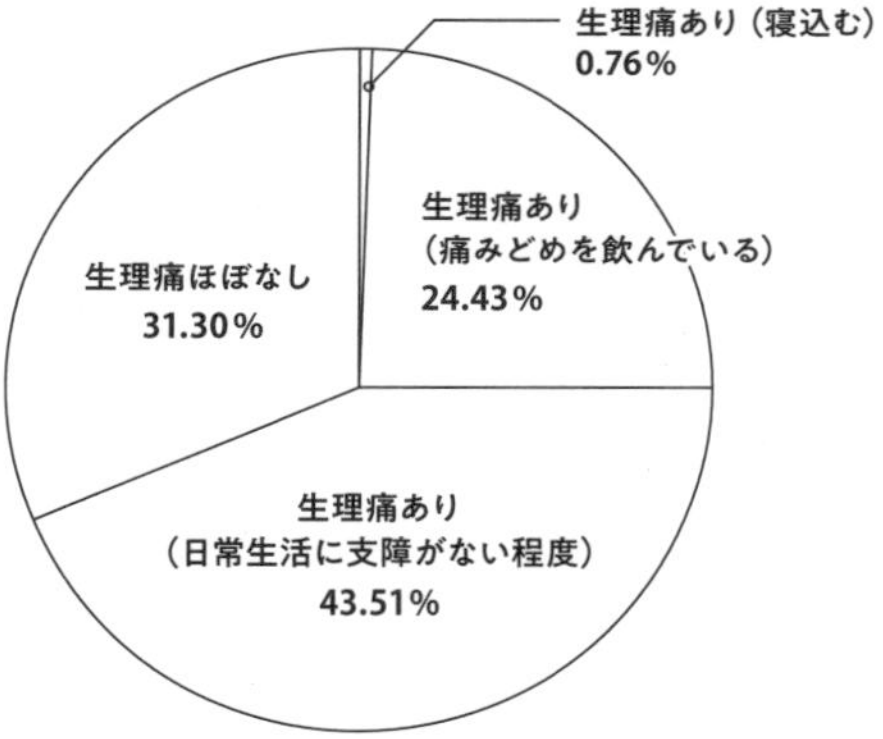

朝食頻度（週に4～5日以下）81名

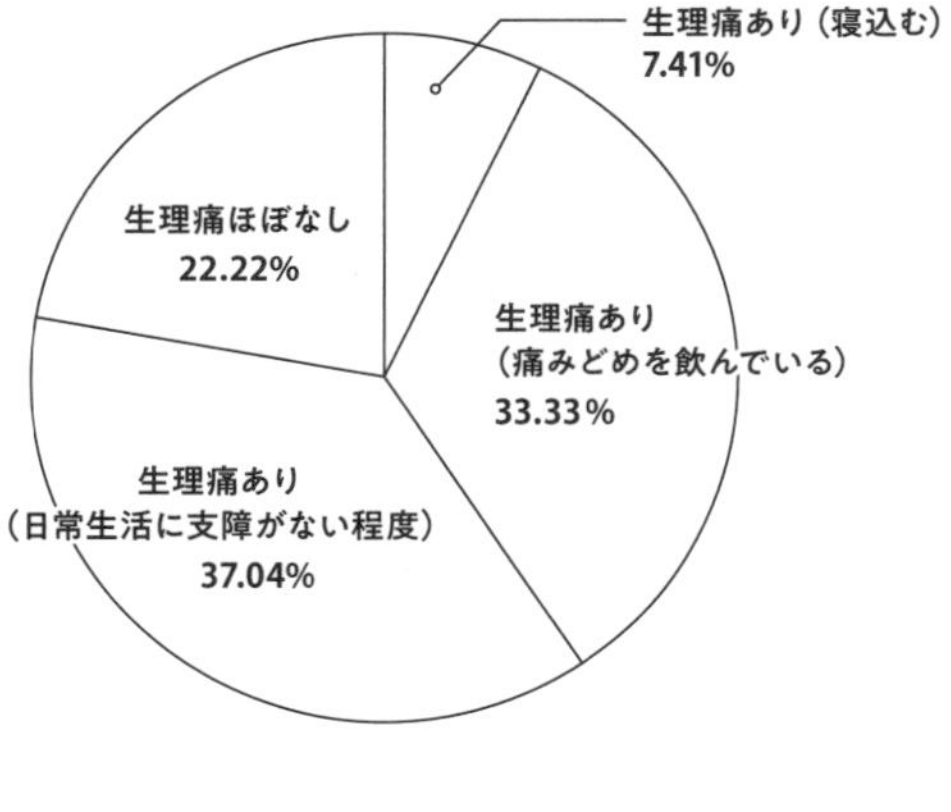

なぜ朝ごはんが生理痛を軽くするのか

なぜ朝ごはんを食べると、生理痛が軽くなるのでしょうか。

その理由は、朝ごはんを食べることで体温が上がるからです。

眠っている間に体温が下がっていることは知っていますか？　就寝中は、起きているときより約1度体温が下がります。この1度が体を健康に動かすのにとても大切です。

朝起きてバタバタ動き回っていると、活動により体温が上がります。しかし、それは一時的なものです。朝ごはんを食べてないと、ランチ前に手足が冷えてくるはずです。**体温を高めるには、食事の消化熱です。**そして、どれくらい体温が維持できるかは、なにを食べるのかによって違います。

糖質のみだと摂取カロリーの約6％しか使われず、体温も上がりません。脂質メインだと約4％です。しかし、たんぱく質メインだとなんと約30％も使われます。これ

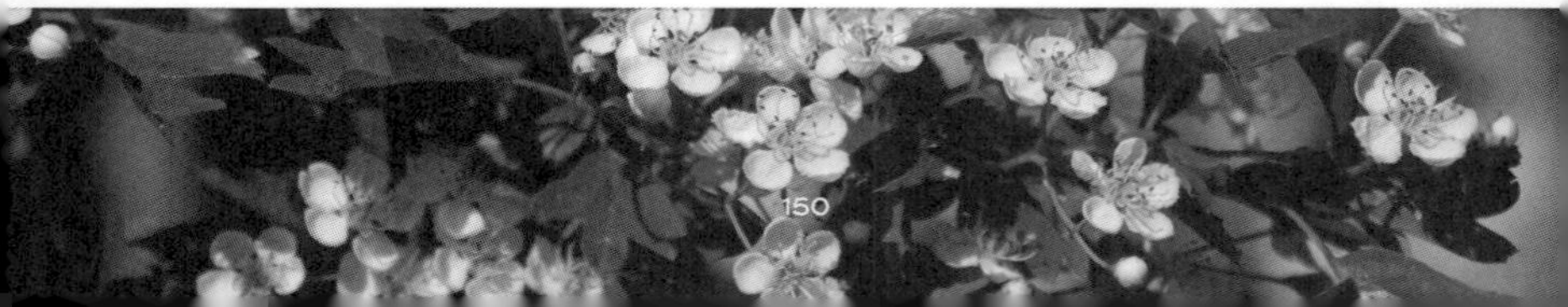

だけ違うと体温にも大きな違いが表れます。つまり、スムージーやフルーツだけでは冷えは改善されません。**朝からしっかりたんぱく質を食べると、冷えを感じることなくお昼を迎えることができます。そこでまたランチを食べて、体温を上げます。**

体温が上がると、血の流れがよくなって痛みが和らぎます。

この、「体温が1度朝に上がる」というのがとても大切で、寝ている間に下がっていた体温がずっと昼まで上がらないままだと、子宮の血液がうまく流れなくなり、流そうという圧が過剰にかかり、痛みを強くします。

最近では、「朝ごはんを食べないほうが健康にいい」「1日1食がいい」「できるだけ空腹時間をつくったほうがいい」という説も聞きますが、多くの場合、こうした主張は男性が唱えています。男性は生理がありません。私たちの調査では、貧血などの不調は明らかに食事回数が少ない女性に多く見られます。

朝ごはんを抜くと太りやすくなる

それ以外にも、朝ごはんにはメリットしかありません。

私たちが1000人を対象にした調査では、朝ごはんを毎日食べている人は、体脂肪が少なく、筋肉量が多いことがわかりました。つまり、朝ごはんを食べると、太りにくくなります。

理由はふたつあります。**まずひとつは、朝ごはんを食べると1日の血糖値の乱れが抑えられることです。**

血糖値が上がると、それを下げるホルモンが多く分泌されますが、なんと、このホルモンは過剰な血糖値を脂肪にかえてしまうので、それだけ太りやすくなります。

空腹時間が長引くほど、次の食事で血糖値が乱れやすくなるので、朝ごはんを抜くと、昼ごはんで必要以上に血糖値が上がってしまいます。

ふたつめは、体内時計のリセットです。

そもそも体内時計とは、「私たちの脳」と、「末梢細胞という臓器などにある体内の時計」のふたつのこと。時間は人間が決めたものですから、生き物としての私たちの体とは時間のズレがあります。周りの時間と体の時間が違うと、ホルモンバランスや自律神経が乱れます。

朝ごはんを食べないと、体内時計はいつが24時間の区切りなのかがわからず、どんどんと時差ぼけを起こしていきます。

体内時計の乱れは、肥満やうつなどのさまざまな病気に関わっていますが、**中でも気になるのは、排卵と妊娠への悪影響です。**排卵と妊娠に悪い影響があるということは、女性の健康にとっていいことではありません。

日本女性で、不妊症の人には朝ごはんを食べていない人と、食事の時間が不規則な人が多いということもわかっています。**つまり、きちんと朝ごはんを食べることは、体内時計をリセットし子宮の健康につながるといえます。**

ただ、体内時計をリセットするには、朝ごはんを食べるだけでは少し不完全です。必ず、「光」を浴びましょう。次で詳しく説明します。

朝はできるだけ明るい光を浴び、夜はできるだけ光を浴びない

体内時計をきちんと外の時間に合わせたいなら、忘れてはいけないことがあります。
それは、「光」を浴びることです。

朝日を浴びることで、まず「セロトニン」が分泌されます。これが、14時間経つとメラトニンというものに変わることはすでにお伝えしました。「睡眠のホルモン」で、これが人を眠くします。ただし、このメラトニンは強い光を浴びると分泌が減ります。日没以降に蛍光灯などの強い光を浴びてしまうと体内時計が乱れてしまいます。

つまり、「光」は皆さんが思っている以上に、健康に影響すると思ってください。

朝はできるだけ明るい光を、夜は間接照明を使うのが、健康の源です。

たとえば、朝はカーテンを全開にし、すべての照明を最大限明るくし、夕方に帰ったら、つける照明は3分の1だけ、しかも、もっとも暗いライトなどをつけるのはとてもいいですね。コンビニの照明は強烈なので、夜はあまり寄らないようにしたいものです。

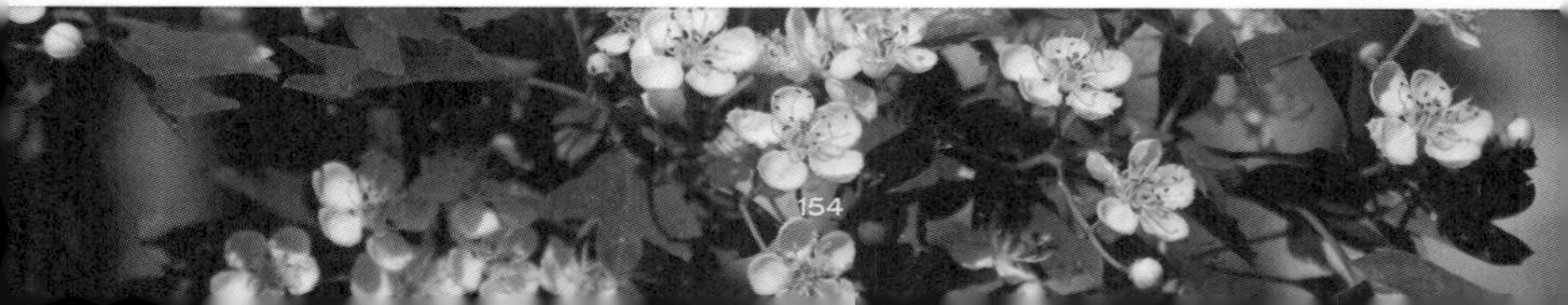

体温が低いと鉄の吸収がうまくいかない

朝ごはんには、就寝中に下がった体温を上げる役割があるとお話ししました。

体温は冷え性だけでなく、免疫や、なんと栄養の吸収にとっても大切です。


鉄分の大切さについてはこの後詳しく説明しますが、鉄の吸収率は体温が高いほうが上がります。つまり、体温が低い人は、貧血になりやすくなります。**鉄だけではなく、人は37度の体温のときに、細胞は栄養などの物質を積極的に取り込みます。**

日本女性の平均体温は、36・1度であり、35度台の人も少なくありません。


「そんなことをいっても、私は昔から体温が低くて」という人もいるかもしれません。でも大丈夫です。体温を上げるのも食事でできます。

体温はどこから生まれるかご存知ですか?

体温は筋肉の中にあるサルコリピンというたんぱく質が生み出しています。そして、保温するのが体脂肪です。つまり、筋肉の量が少なく、やせている人ほど冷え性になります。

筋肉の量を増やしたいなら、3食の食事でたんぱく質をバランスよくとること。つまり、これまで説明をしてきた、5種類のたんぱく質をまんべんなくとることで、改善されます。運動よりもまずは食事です。

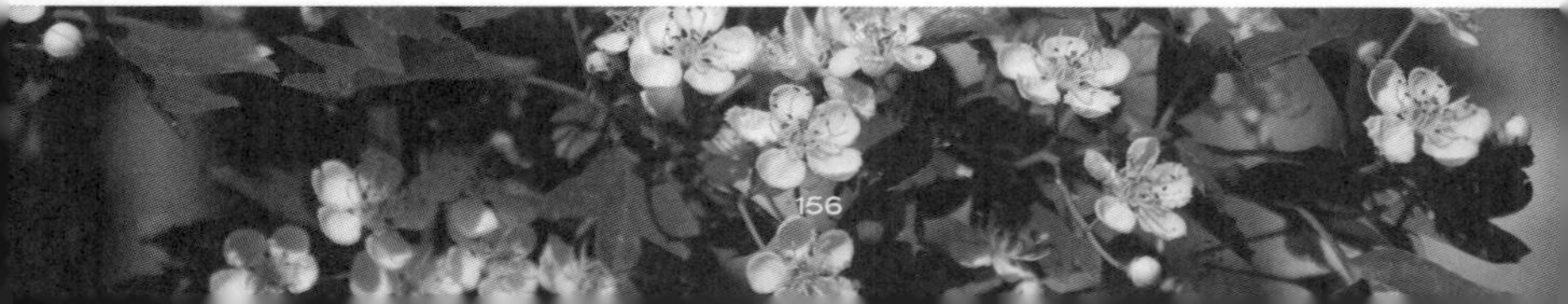

朝ごはんのハードルを下げるものたち

朝ごはんを食べる習慣のない人はかなりハードルが高く感じるかもしれません。習慣を大きく変えるのは大変です。ここで、私たちが調査した、朝ごはんを食べていなかった人が「これならできる」と食べるようになったものを紹介します。

① まずは飲み物だけ

たとえば、砂糖なしのカフェラテです。乳製品が入っていると、たんぱく質がとれるのでいいです。豆乳もいいですね。

② 調理がいらないもの

バナナやカットフルーツ、ヨーグルト、ゆで卵をおすすめします。買ってきたものでいいから、パンやサンドイッチ、おにぎりもいいですね。

また、朝ごはんを食べると気持ち悪くなるという人も、インスタントみそ汁なら飲めるということで始めた人がいます。その後、自分で乾燥わかめや高野豆腐を入れて具だくさんになっていったそうです。

③ 楽しみをつくる

仕事の帰りに、成城石井などのちょっといいスーパーで朝ごはんを買って帰ることで続く人がいました。朝起きるのが楽しみになるので、続きやすい。無印良品のレトルトなどもおすすめです。

私たちが働く女性を対象に、朝ごはんを食べる習慣のない女性に毎日朝ごはんを提供した結果、食べる率があがりました。「時間がない」「ギリギリまで寝ていたい」「冷蔵庫にものを入れたくない」という人は、カバンやオフィスのデスクに、栄養のつまった常温で保存できるバーを入れておくのはどうでしょうか。できれば起床後2時間以内に朝ごはんを食べられると理想的です。

これを実践して、「6kgやせた」「疲れにくくなった」「午前中の生産性が上がった」

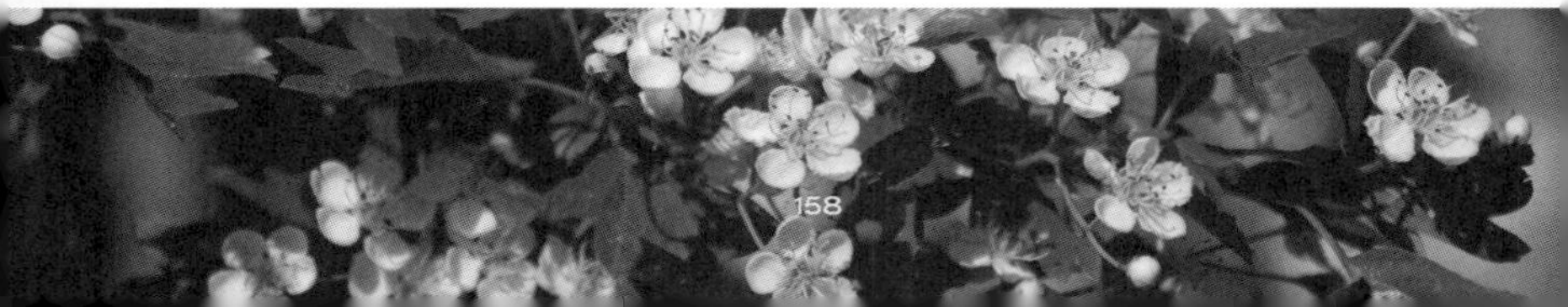

「アクティブになった」「気持ちが明るくなった」「PMSや生理痛が軽くなった」など、たくさんの声が寄せられています。


どうでしょうか。「これならやってみようかな」と思えましたか?

鉄分や亜鉛、カルシウムなどの栄養素はふつうに食べていても不足してしまいます。

家で時間がなければ、会社で食べるのでもOKです。楽なものや、楽しいものからはじめてみましょう。

朝ごはんを「ちょっと食べている」人は卵を足す

「朝にとにかく何でもいいから口にする」のハードルを越えられたら、しめたものです。さらに慣れたら、たんぱく質を1品足してみましょう。たんぱく質をとると、体内時計がリセットされる効果があがります。

夜勤がある、シフト勤務の人、夜更かししやすい人など、体内時計が乱れやすい人はたんぱく質で体内時計を強力リセットしましょう。目玉焼きトースト、納豆ごはん、鮭フレーク茶漬け、ヨーグルトにグラノーラなどがいいでしょう。たんぱく質に糖質をセットで食べるとより効果的にリセットされます。

たとえば、トーストだけ、スムージーだけという人は、コンビニで買ったゆで卵を足してみましょう。ご飯の人は、かつおぶしやシラス、鮭フレーク、納豆、そぼろを上にのせるだけでＯＫ。**朝ごはんにたんぱく質を1品足せたら、合格です。**簡単なものを追加してみてください。

朝ごはんに魚を食べるとなおいい

ちなみにマウスを使った研究では、**魚を食べると、すでに乱れてしまった体内時計をリセットする効果があることがわかっています。**夜勤などで朝日が浴びられない人は、起きたらかつおぶし、ツナ、しらす、鮭フレーク、アジの干物など、食べられる魚を常備しておくこともおすすめします。

朝ごはんに避けてほしいものが、砂糖の入ったコーヒー、ジュース、菓子パンの3つです。

砂糖がたくさん入っており、お腹がからっぽの朝に食べると、血糖値が急に上がってしまうからです。

生理中は体内時計が乱れやすい

「生理がくると無性に眠たくなる」「いつもより長く寝てしまう」となったことはありませんか？

さきほど、「朝日」が体内時計をリセットすると伝えましたが、なんと生理がくると、普段は体内時計に影響を与えないはずの日中の光によっても、体内時計が動いてしまうことがわかっています。**つまり生理中には、日中の光を浴びただけで、次の日の体内リズムを乱してしまう可能性があるのです。**

それによって日中強い眠気を感じたり、朝起きられないといった睡眠の問題が起こっている可能性があります。

生理中に乱れた体内時計をそのままにしてしまうと、メンタル不調や正常な排卵ができなくなることもあります。いちばんは、生理中は日中も強い光を避けるなどすることですが、あまり神経質になるのも大変なので、生理が終わったら、朝ごはんに魚を食べるなど、体内時計をリセットすることを強く意識しましょう。

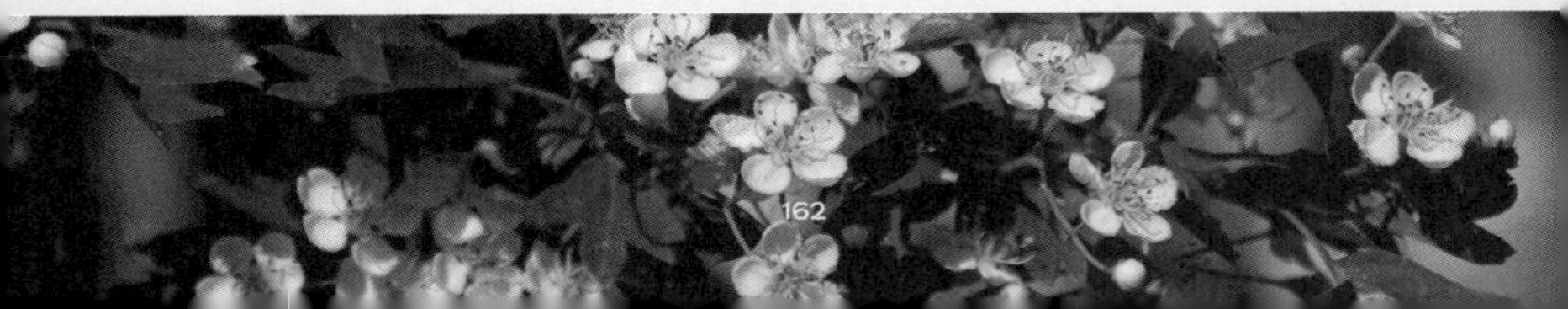

食事の量にも気をつけると完璧

体内時計は、食事の「量」にも影響します。

1日の中で、夜はいちばん食事の量が多い傾向にありますが、夜の食事にボリュームを持たせると、体内時計が夜型になってしまいます。そもそも、体内時計が「朝型」「夜型」は遺伝子の影響もあるのですが、夜型の人はメンタル不調を抱えやすい傾向にあります。

メンタルが不調になりやすい人は、ぜひ朝ごはんをしっかり食べ、夜は少なめにしてみてください。

そもそも、血糖値とは何か

ここまでちらっと出てきた「血糖値」。**PMSで眠くなったり、甘いものが食べたくなったりする人は、体質的に血糖値関係が弱い人の可能性が高いです。**それでなくても女性は、生理のメカニズムで血糖値が上がったり下がったりしやすいので、気をつけたいところです。

「血糖値」を気にすることは健康、美容、妊活などにいいことづくめです。

そもそも血糖値とはなんでしょうか。

血糖値とは、血液中にブドウ糖がどれくらいあるかの数値です。ブドウ糖は、体を動かすために必要なエネルギーです。

パン、ご飯、麺などの炭水化物、砂糖には、「糖質」が多く含まれています。最近敵扱いもされますがこれらは体にとって大切で、セロトニンの材料を脳に取りこんだ

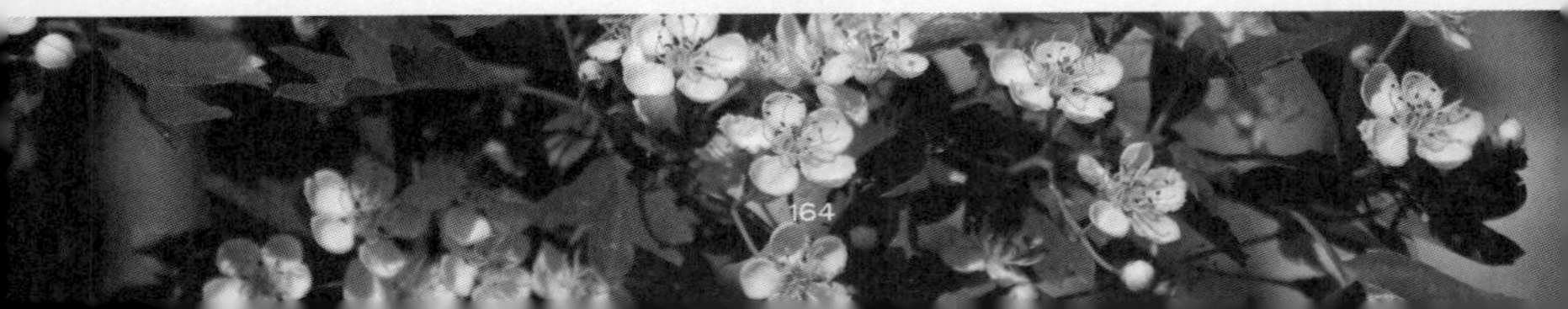

りします。

ひとくちに糖質といっても、種類があります。覚えなくてもいいのですが、オリゴ糖は多糖類と呼ばれ、口に入ってくるときはブドウ糖ではありません。これらを細かく分解して吸収するために、胃腸で消化され、ブドウ糖に変わったら吸収されます。

この血糖値は、上がりすぎても、下がりすぎてもダメです。血糖値が下がると、エネルギーが足りなくなって眠くなったり、エネルギー切れの状態になります。

反対に、血糖値が上がりすぎると、老化物質が体内に増えます。血糖値が上がると体内で炎症が起こって焦げます。それが老化物質です。**しかも、その物質はずっと体から排出されません。**

老化物質は、肌のシワ、くすみなどになります。さらに、動脈硬化、骨粗しょう症、アルツハイマーなどの病気にも深く関わっています。

なぜＰＭＳで眠くなるのか

生理の前の2週間、女性ホルモンのプロゲステロンが出るといいました。

血糖値がどう生理の悩みに関係があるかというと、プロゲステロンは、インスリンの効きも悪くします。

インスリンとは、血糖値を下げるホルモンで、食事をしたあと、血糖値が上がりすぎないようにインスリンが出ます。

しかし、生理前はこのインスリンの出を、プロゲステロンが悪くするのです。 インスリンの効きが悪くなると、血糖値が上がります。そうすると、体が下げよう下げようと頑張って、多すぎる量のインスリンを出してしまいます。すると今度は、血糖値が下がりすぎてしまいます。そのせいで、眠くなったり、血糖値を上げようとして、甘いものが食べたくなったりします。このように、血糖値が乱れやすくなるのがＰＭＳの正体です。

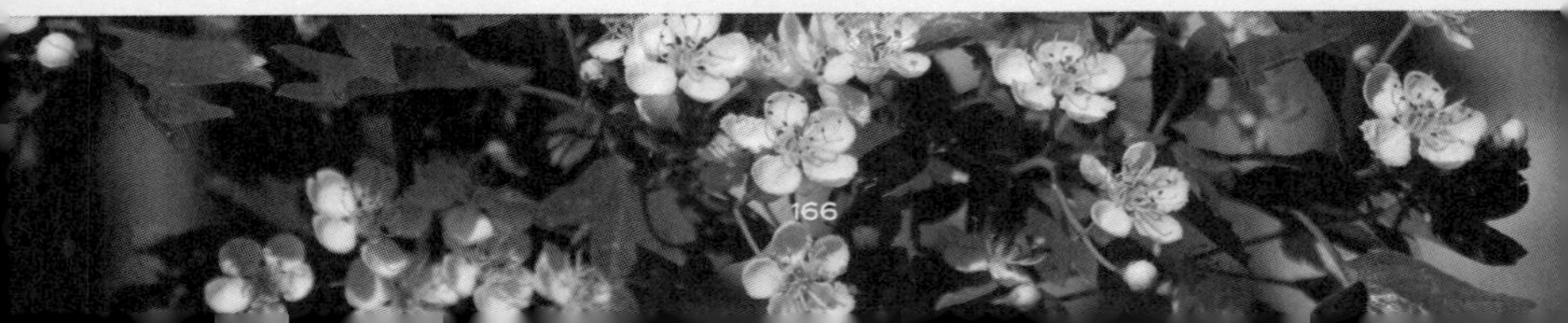

下がると、人は無意識に血糖値を上げようとして、甘いものが食べたくなります。
そこで食べると、また血糖値が上がってしまって、老化物質ができやすくなります。
PMS中は、血糖値との闘いです。

つまり、女性は生理があるだけで、血糖値が下がりやすいのです。
では、具体的にどう対処すればいいのでしょうか。次で説明します。

炭水化物は抜かない

「血糖値を下げるためには、糖質を抜けばいいんでしょ」と思うかもしれません。すでに糖質制限を行っていて、中には炭水化物を抜いている、という人もいるかもしれません。

でも、炭水化物は本当に悪者でしょうか？

ハーバード大学が20年以上にわたり、食生活や睡眠、運動が女性に与える影響を調べるため、25万人以上の看護師を対象に行った有名な研究があります（日本版もあります）。

たいへん興味深いのは、20年以上の追跡調査のなかで、妊娠した人としなかった人に分けて、背景を詳しく調べたレポートです。その研究では、良質な炭水化物を抜いた女性の妊娠力は55％低下することが明らかになっています。

ここでいう「良質」とは、血糖値を上げにくい低GI値の炭水化物を意味しています。低ＧＩ値の炭水化物とは食物繊維が多いもののこと。つまり、ライ麦パンなどの未精製のものです。玄米やそばなども、ごはんやパンなどに比べて、ＧＩ値が低いです。

なぜ炭水化物が大切なのでしょうか。

それは、炭水化物のもつ「糖質」と「食物繊維」が重要だからです。

妊娠に影響するビタミンＤや、骨を強くするビタミンＫ、葉酸などのいくつかの栄養素は、人の体ではつくり出せず、腸内細菌がつくってくれています。**その腸内細菌の栄養のもとになるのが、炭水化物の「糖質」です。**

ちょっと詳しく説明すると、腸の中には「酪酸菌」というものがいます。これが、酪酸という物質をつくるときに、酸素を大量消費します。善玉菌は、酸素が苦手なので、酪酸があると、善玉菌が繁殖しやすくなります。この、酪酸菌が酪酸をつくり出すときに必要とするのが、炭水化物に含まれる食物繊維です。

腸内環境がよいことは、肥満の予防や免疫力を上げること、美肌などの美容に一石なん鳥ものメリットがあります。ＰＭＳを軽くするセロトニンも、ほとんどが腸でつくられています。

ただ、残念なことに、腸内環境は加齢とともに悪くなりますので、歳をとればとるほど、きちんと炭水化物をとることが大切です。

一方で、血糖値がすぐに上がってしまう質の悪い炭水化物があります。これは、高GIと呼ばれるもので、精製をしているごはんや小麦粉、砂糖などのことです。

こればかり食べていると、自然閉経の時期が早まる可能性があることが、イギリスの報告で示されています。理由は、体内で血糖値が高い状態が続くと、老化物質が体内に蓄積され、卵巣を含むあらゆるパーツを老化させてしまうことが影響していると考えられます。

この老化物質も食べ合わせや調理法で蓄積を防げますので、この後詳しくお話ししますね。

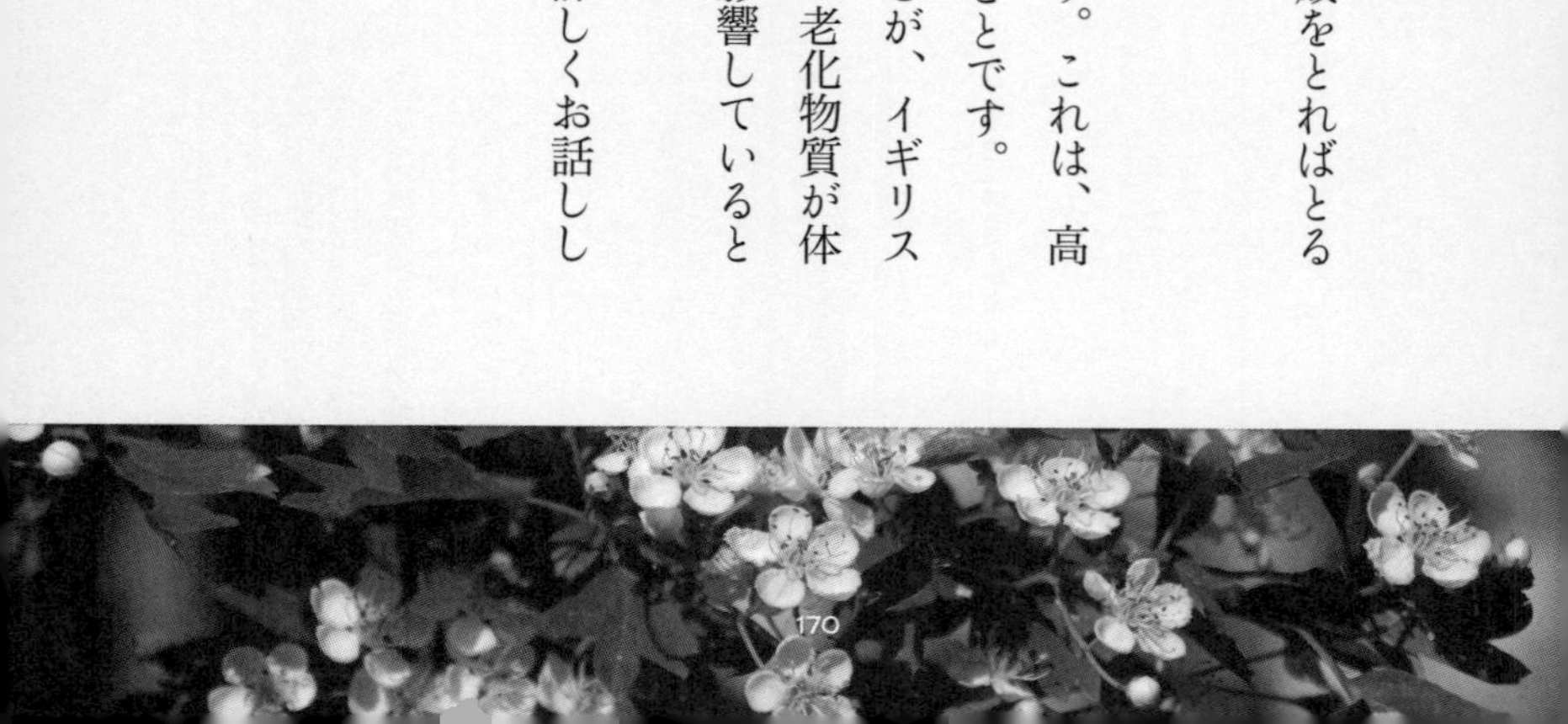

血糖値を上げたくなかったら肉うどんの肉から食べる

普段から血糖値には気をつけましょう。これは、食事のときにちょっと気をつけるだけで大丈夫です。

することは、食事のときはご飯・パン・麺以外から食べはじめること。それだけです。血糖値の急上昇は、お腹が空っぽのときに糖質を食べると起こります。ベストなのは、サラダなどの食物繊維、つまり野菜から食べるようにしてください。食物繊維は糖質の吸収を抑えます。

でも、たとえば「うどんだけ」ということがあると思います。それでも、なるべく麺以外から食べましょう。肉うどんだったら、肉かうどんの二択になってしまいますが、肉から食べるほうがいいです。

また、「糖質以外が入ったものを食べる」ことにも意味があります。

クリームパンとドーナツだったら、クリームパンのほうが血糖値が上がりにくいです。なぜなら、クリームに乳製品や卵が使われていて、たんぱく質が含まれているからです。

それから、できれば小麦粉よりも米を食べること。つまり、パンよりもごはんのほうが血糖値は上がりにくいです。どちらか選べるときは、ごはんがいいですね。

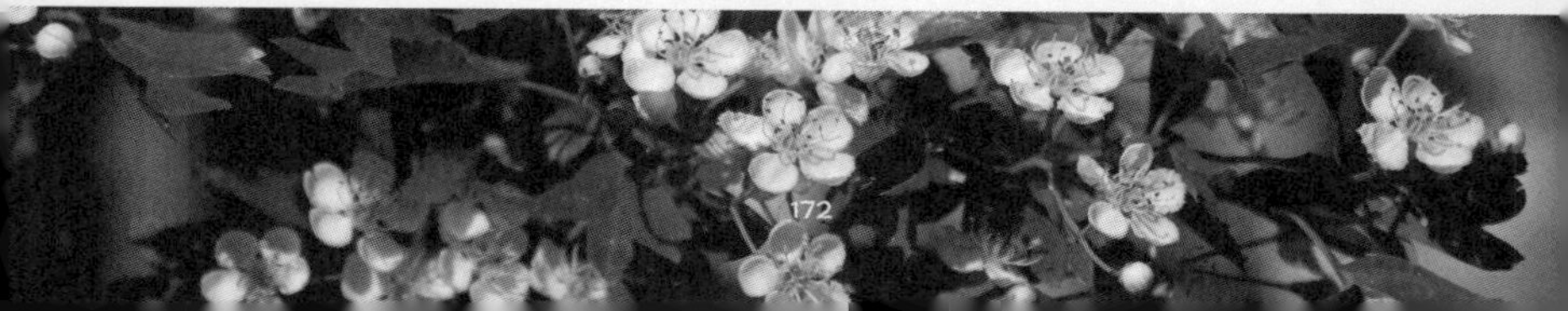

血糖値を上げないために②

もうひとつ、血糖値を上げないためにできることがあります。それは、先ほどから何度か出てきている食事の時間が空きすぎないようにすることです。

食事と食事の間の時間が長くなり、お腹が空きすぎると、体はできるだけたくさん栄養を吸収しようと頑張ります。そうすると、血糖値が急上昇します。その結果、太りやすくもなります。

「食事の時間が空きすぎないようにする」ことにも気をつけましょう。

もうわかったと思いますが、お腹が空っぽのときに砂糖でできた甘いお菓子を食べるのは最悪です。食べたければ、ナッツなどが入っているもの、あるいは砂糖が入っていないものがいいでしょう。

果物は糖質を含むけど、気にせず食べる

ちなみに、甘い果物も糖質を含んでいますよね。朝ごはんにバナナやキウイを食べたら、血糖値が上がっちゃうんじゃないの？　と思う人もいるのではないでしょうか？

しかし、「朝の果物は金」ともいわれます。果物は、食べて大丈夫です。

ここで大事なことは、「全部丸ごと食べる」です。つまり、果物として食べるのか、糖質のみを抽出したものを食べるのかの違いです。糖質のみを出したもの——ジュースや甘味料としてとると血糖値があがります。果物自体を悪者にする記事なども見かけますが、果物には糖質の吸収を抑制する食物繊維が含まれています。

しかも、果物に含まれる食物繊維は水溶性食物繊維なので、善玉菌のすみやすい腸内環境をつくり出します。すると、腸内環境をよくする「酪酸」もたくさんつくり出してくれます。

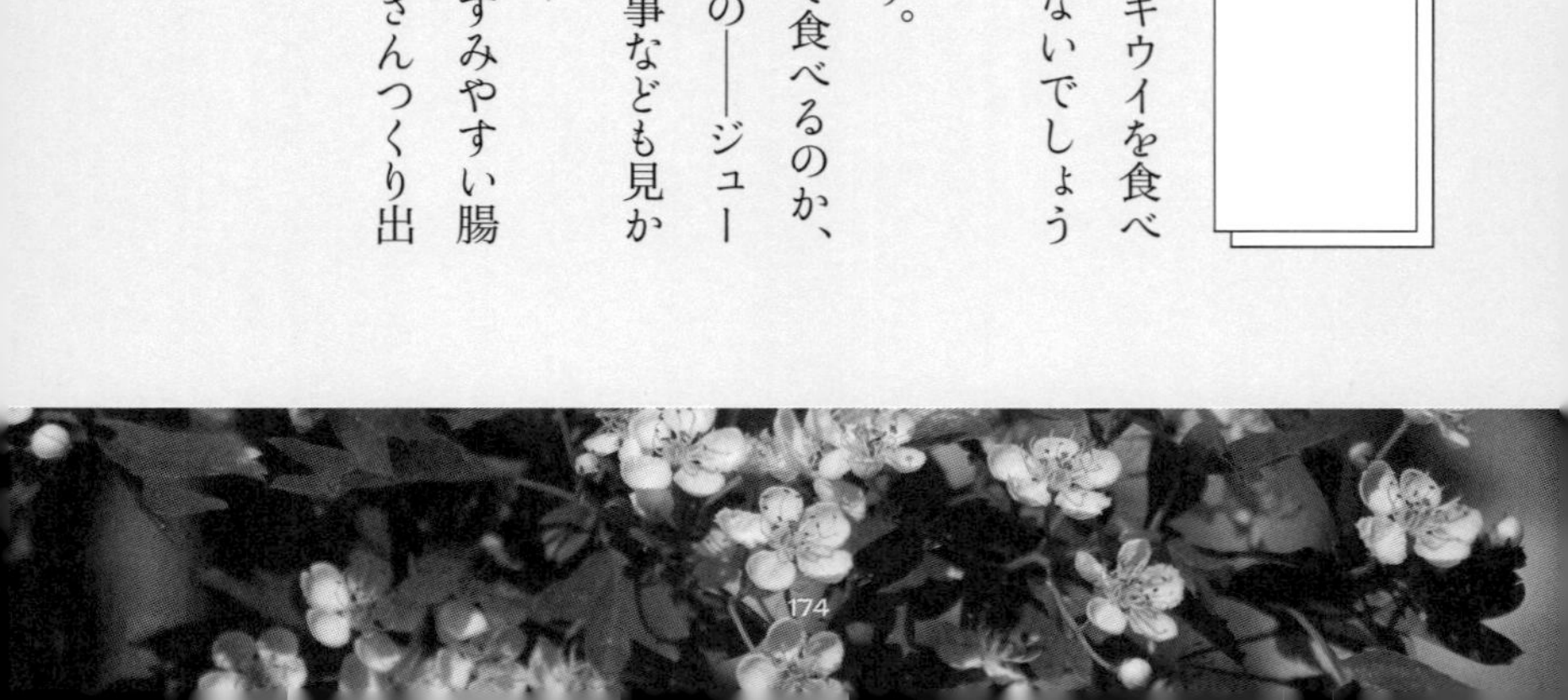

朝に食物繊維を食べるとランチの血糖値の上昇を抑えられる

朝に果物を食べると、食物繊維の豊富な食事をすることにもなるので、次のランチの血糖値の上昇が抑制されます。これは、果物でなくても、食物繊維が豊富なものなら同じ効果があります。

これを「セカンドミール効果」といいます。水溶性食物繊維は、腸内細菌のエサとなり、腸内細菌が「短鎖脂肪酸」というものをつくり出します。これは、インスリンを、血糖値が上がる前に先駆けて分泌してくれるのです。

つまり、食物繊維が多い食事は、ダイエットサプリを飲むのと同じ効果があります。水溶性食物繊維は果物に多く、ほかには海藻などにも含まれています。

裏技として、果物をスムージーにするときには、ココナツオイルをスプーン1杯入れることをおすすめします。同じ果物の量でも、ココナツオイルを入れるだけで、血糖値の上がり方がゆっくりになります。

葉酸はメンタルの不調に効く

PMSで、メンタル面での不調に悩んでおり、さらに家系に脳梗塞患者がいる人、あるいはいつかお母さんになりたい人に知っていただきたいのが、葉酸です。妊娠する数ヶ月前からサプリメントでとることを厚生労働省も推奨しているため、妊活をはじめた方は必ず知ることになるビタミンといってもいいでしょう。ですが、葉酸のすごさはそれだけにとどまりません。

葉酸が不足している人はそもそもうつ病になる率が高いことがわかっていて、うつ病患者の4人に1人が葉酸不足であることがわかっています。

どうして葉酸が不足するとうつ病になりやすいのか、その原因は明らかになっていません。しかし、葉酸が不足するとセロトニンやドーパミンなどの大元である、モノアミンという物質が減ることが理由ではないかと考えられています。

葉酸は書いて字の通り、葉物野菜に多く含まれています。葉酸が豊富な緑茶を飲む

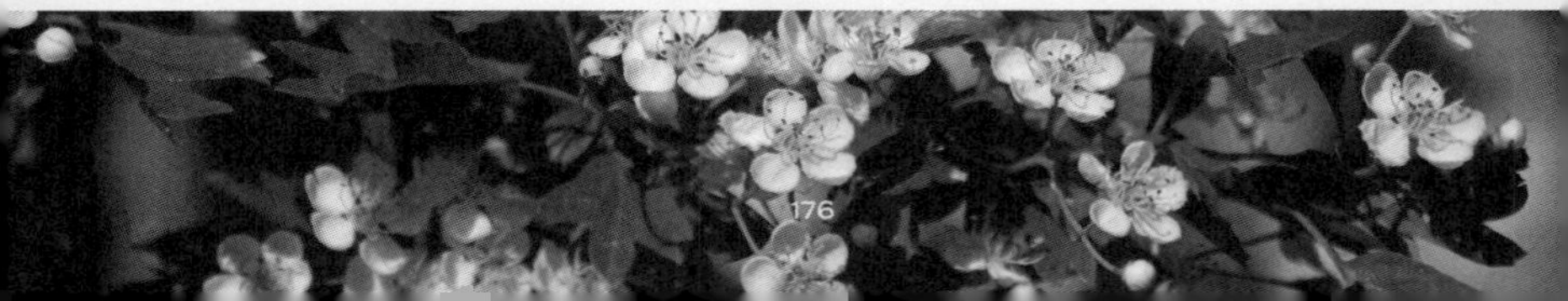

人はうつになりにくいことも明らかになっています。ちなみに緑茶にはテアニンというリラックスを促す物質も含まれています。

また、妊娠を考えている人は、葉酸が不足すると胎盤に血液が送られにくくなります。結果として胎児がうまく育たなかったり、最悪の場合は死産になったりする可能性もあります。だから妊娠には葉酸が大切です。

ただし、意識して野菜を食べても、どうしても食事だけでは葉酸が不足してしまう遺伝子の人も一部います。家系に脳梗塞患者がいる人は葉酸が添加されている葉酸添加米を食べるなど、日頃から葉酸をとることを意識しましょう。

老化物質の正体は、食べ物の茶色いところ

老化物質は血糖値が上がったときに体内でできるものですが、ダイレクトにそのもとになる食べ物もあります。

それは、ホットケーキ、クッキー、パウンドケーキ、揚げ物のキツネ色の部分などです。焦げの部分ではありません。おいしそうなキツネ色の部分が、残念ながら老化物質の元です。**つまり、「糖質とたんぱく質が入っていて、揚げたり焼いたりした食べ物」が老化物質です。**

たとえば、ホットケーキは、糖質である小麦粉と、たんぱく質である卵と牛乳が入っていて、焼かれています。このホットケーキの茶色いところが、老化物質です。

この老化物質は、卵子を包み、正常な卵巣機能を低下させてしまうことが明らかになっています。

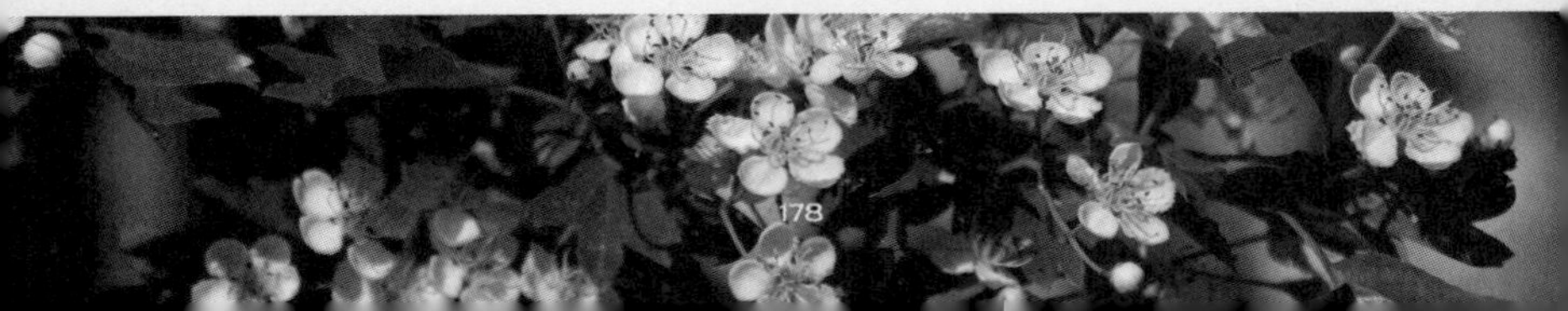

調理する温度が高いほど老化物質が多くなります。つまり、「焼く」より「揚げる」ほうが多くなります。

順番でいうと、【老化物質がない】生↓蒸す【老化物質が少ない】煮る↓炊く↓【老化物質が多い】焼く・炒める↓揚げるの順番で多くなります。

いちばんいいのは、刺身やサラダなどの生のものです。あるいは、蒸したり煮たりしたものを多くして、揚げものの回数を減らすのがいいでしょう。

ただ、焼いたり揚げたりしているものを食べないのは、ストレスがかかりますし、実際には無理です。おいしいですしね。できる対策がありますので、ぜひ覚えて実践しましょう。次の項でお伝えします。

唐揚げにはどんどんレモンをかける

あなたは唐揚げにレモンはかける派ですか？　私としては、みなさんにはぜひ「かける派」になってほしいと思います。

それは、レモンやお酢に入っているクエン酸には、食べ物の老化物質の量を減らす効果があるからです。先ほど、揚げ物は老化物質が多いとお伝えしました。もちろん唐揚げも当てはまります。そこにレモンをかけてクエン酸を一緒にとることで、唐揚げに含まれる老化物質の量が減ります。

唐揚げにレモンをかけることは、おいしさ以外にも意味があります。ぜひ、レモンをかけて唐揚げを食べてください。レモンだけでなく、お酢にも同じ効果があります。

老化物質がつくられるのを抑える飲みものもあります。おいしいキツネ色のものを食べるときに、ぜひ一緒に飲んでください。

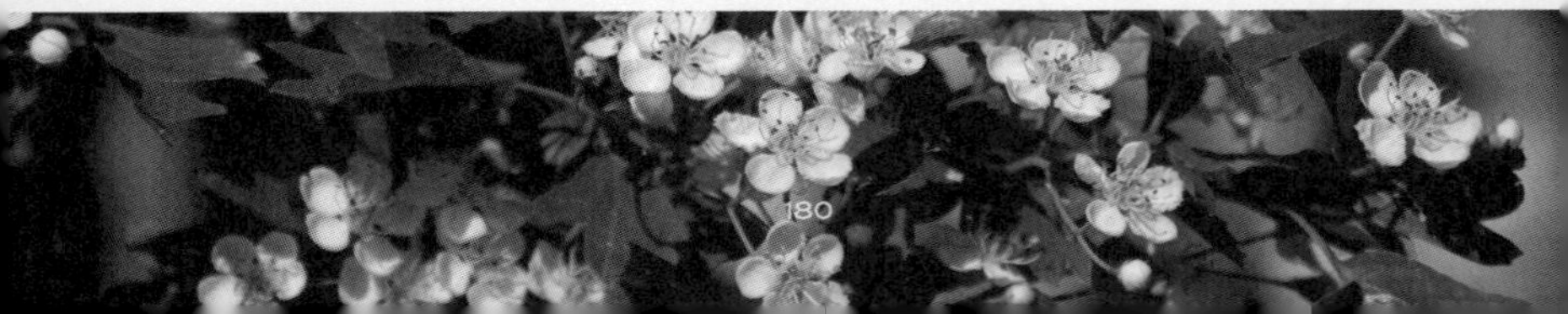

それは、カテキンを含むお茶やカモミールティ、甜茶《てんちゃ》、ドクダミ茶などです。ビタミンB1やB6には老化物質の吸収を阻害する働きがあるため、豆乳もおすすめです。

果糖ブドウ糖液糖を含む飲みものは、老化物質を量産してしまうため、くれぐれも注意しましょう。

生理痛の原因は「病気」のときがある

病院にくるハードルは高いですが、それを承知の上で、どうしてもきて欲しいと思っている自覚症状があります。それは「痛みどめを必要とする強い生理痛」です。

なぜならその痛みの正体が、子宮筋腫や子宮内膜症である可能性があるからです。

子宮内膜症とは、毎月の生理の「血」である「子宮内膜」が、子宮以外のところにできてしまう病気です。卵巣や、お腹の壁など、本来できてはいけないところに子宮内膜ができてしまいます。

子宮筋腫は、名前の通り、子宮に筋腫（しこり）ができる病気です。もしひどくなって筋腫がたくさん見つかった場合は、手術で子宮を取らなければならなくなります。どちらの病気も、生理痛を引き起こし、子どもができなくなる原因にもなります。

ちょっと怖がらせてしまったでしょうか。

でも、医者からいわせれば、早く見つければ大変なことにはなりません。「今」がいちばん早いときです。もし不安な方がいたら、すぐ病院へ行ってください。

子宮筋腫も内膜症も、発覚したからといってすぐに手術になるわけではありません。筋腫が小さかったり、症状が軽ければ「経過観察」となったり、薬で治療することもできます。そのまま妊娠・出産される方もいらっしゃいます。

悪化するリスクと隣り合わせではありますので、半年~1年に1回は検査をする必要はありますが、本人が知っておけば怖いことはありません。すぐに100%手術ということではないので、必要以上に怖がらないでください。

ただ、妊娠をしたときには、筋腫も赤ちゃんと一緒に大きくなってしまって強烈な痛みを伴います。妊娠中は手術ができないため、非常に厄介で危険な事態になってしまうこともあります。

そんな事態を回避するためにも、生理痛は我慢しないでくださいね。

生理がきていない人、生理の周期が長い人は放っておくと元に戻らなくなる

あなたは生理がこなくなったことはありますか？　その原因としていちばん多いのがダイエットです。それ以外にも、環境が変わった、ストレスがかかったなどで生理はとまります。

働く女性を対象に行った調査では、なんと5人に1人が過去3ヶ月間連続して生理がとまる無月経になったことがありました。

今、読んでいてドキッとした方もいらっしゃるかもしれません。

ここでもっともやってはいけないことは、「生理がこないのにそのまま放置すること」です。たとえばダイエットをして体重が減って、生理がとまったとします。**じつは半年以上放っておくと、体重を元に戻しても、この本の通りに生活習慣をきちんとしても、生理は戻らなくなることがあります。**

この本の最初のほうで説明した通り、生理は脳から指令が出ることで起こります。

生理がとまった状態が続くと、指令を出さないことが脳にとって当たり前になってしまいます。すると、体重を元に戻しても、脳から指令が出ないままになります。そのせいで、生理が元に戻らなくなります。

また、本編でもお伝えした通り女性ホルモンのエストロゲンは骨にカルシウムを吸着させる役割がありますので、骨密度も減少します。実際に、拒食症の患者さんは年齢が若くても骨密度が減少し、骨折をすることがあります。

それだけではありません。原因が子宮ではなく、指令を出す脳にある場合、最悪の場合は、脳腫瘍ができていることもあるのです。怖がらせてしまったと思いますが、大切なことなのでお伝えします。生理がきていない人や、正常な生理の周期に当てはまらない人は、病院に行ってみてください。

生理の異常は子宮や卵巣ではなく甲状腺のせいかも

生理に異常を感じている患者さんがきたら、私たち医者は「甲状腺が原因」の可能性も考えます。

甲状腺は、首の前側、のど仏の下のあたりにあります。甲状腺はホルモンをつくるところです。

男性と比べて、女性は甲状腺異常になりやすいです。甲状腺が病気になり、甲状腺ホルモンが足りなくなると、生理の周期が短くなったり、不正出血が起きたりします。「子宮や卵巣に問題があるのかな」と思って病院に行ったら、「甲状腺のせい」ということも多くあります。

甲状腺の異常を見つけるために、健康診断のオプションで、甲状腺の検査を追加してもいいでしょう。甲状腺ホルモンは多くても少なくてもいけないのですが、量が適切か、甲状腺がきちんと働いているかどうかが調べられます。

自分で感じる症状としては、甲状腺ホルモンが足りなくなると、疲れやすい、元気が出ない、体重が増える、便秘になる、肌が乾燥するなどが起こります。

逆に甲状腺ホルモンが多くてもいけません。甲状腺ホルモンが多いためになる病気がバセドウ病です。バセドウ病になると、体重が減る、汗をよくかく、手足が震えるなどの症状が出ます。

残念なことに、甲状腺疾患と診断されたある女性の病名が明らかになったのはサードオピニオンだったというデータもあり（つまり原因不明で転々とし、3つめの病院で明らかになったということです）、通常の検査では発見されにくい病気ともいえます。

しかし、若い女性に増えている病気です。生理不順、疲れやすい、体重が減ったり増えたりしたなど、思い当たることがあればぜひ甲状腺の検査を受けてみてください。

かかりつけ医を見つけるポイント

いざ婦人科に行こうと思っても、どこを選べばいいかわからないという人が多いと思います。特に都会になると、病院がたくさんあり、しかもどこも混んでいてどうしたらいいか困ることもあるでしょう。

いい婦人科の見つけ方は、残念ながら「行ってみないとわからない」というのが正直なところです。それでも、皆さんのヒントになればと思い、「かかりつけの婦人科がある人は、どうやってその病院を見つけたか」を紹介したいと思います。

・婦人科は混んでいるところが多いので、ネットで予約ができるところを探した。

・仕事があるので、平日は夜8時と遅くまで、土曜日もやっているところを探して行った。

・家の近くだと行く時間が遅くなってしまうので、会社の近くで探した。女性の先生がよかったので、ホームページでチェックした。

・人に聞くのが一番かなと思い、引っ越して近所になった友達に聞いてみた。ちなみにその友達は、大家さんに教えてもらったそう。
・妊活の相談もしたくて、できればずっと同じ病院で検査から出産まで行いたいと思ったから、普通の診察から出産までできる大きな病院を選んだ。

ちなみに、グーグルマップなどの口コミは、あまり信用しないでほしいです。なぜなら、ひとりでもその病院が合わなかった患者さんがいるだけで、悪く書かれてしまうからです。

通いやすそう、自分に合いそうな病院から、まずは行ってみてください。

「ピル」とは何か

病院での生理痛を軽くする方法として「ピル」もあります。あなたはピルに対してどんなイメージを持っていますか。

ここで少し、医学的にピルはどういう薬なのかを知っておきましょう。どういうものか知って、自分が判断する材料にしてください。

低用量ピルのいいところは、生理痛やPMSを和らげる効果があるところです。ピルを飲むと、生理の血の量が少なくなり、生理周期がほぼきっちり28日になります。

みなさんが知っている通り、ピルの効果には避妊もあります。なぜ妊娠しないのでしょうか。それは、ピルには2つの作用があるからです。

1、排卵させない

ピルには、卵巣から卵子を出さないようにする働きがあります。卵巣から卵子が出なければ、卵巣が働かなくてすみます。

2、着床させない

ピルには、卵子が受精したあとに育っていく場所である子宮内膜を厚くさせない働きがあります。こうすることで、着床させません。子宮内膜は生理の血になるものなので、ピルを飲んでいる間は生理の血の量が少なくなります。

生理痛やPMSがそんなにひどくない人でも、最近のピルは、3～4ヶ月に1回生理を起こせばよいものもあるので、ますます生活の質があがるようになりました。ぜひピルの恩恵をうけて楽しく生活してもらいたいと思います。

医者が考えるピルの「デメリット」

では、副作用を知っておきましょう。よくあるのが「太るんじゃないか」とか「気持ちが悪くなると聞いた」というものです。

まず、ピルの副作用でむくむ人がいます。むくむことで体重が増えることがありますが、飲み始めて1～2ヶ月で落ち着くことがほとんどです。それから、吐き気や頭痛など、PMSと似た症状が出る人もいます。ただ、これも体がピルに慣れていないから出る症状で、少し経てば落ち着くことがほとんどです。

ですので、このふたつの症状はそれほど気にすることはないでしょう。

重大な副作用は、「血栓症」になる可能性があることです。

血栓症とは、血が血管の中でかたまって「血栓」ができてしまうことです。本当にまれに、血栓が脳に行くと脳梗塞になるなど、重大な病気になることがあります。

危険なのは、太っている人、タバコを吸う人、高血圧の人、血栓症や脳梗塞を起こしたことがある人です。つまり、ピルを飲む以前から、血栓ができる可能性が高い人です。そうでなければ、安心してピルを飲んでOKです。

もうひとつ、これはピルに限ったことではありませんが、薬を代謝するためには、少なからず栄養を消費します。ピルは長期服用をするものなので、血中のビタミンB群やビタミンCが減少するという報告があります。これらが作用してつくるホルモンにも少なからず影響があるという見解もあります。

たとえば、減ったビタミンB群のなかには、妊娠に大切な「葉酸」があるため、ピルの中止のあとすぐ妊娠を考える場合は、葉酸のサプリを飲むのが良いでしょう。

このようにどんな薬にもデメリットは存在します。しかし、医師の目線で見ると、痛みから解放されて、元気に過ごせる選択肢を試してみてもいいと思います。

ただし、生理痛やPMSの悩みの背景には、この本でお伝えする通り、生活習慣の改善がもっとも大切です。**ピルを飲んで不快症状がなくなったからといって、生活習慣をかえりみないようでは他の病気になる可能性が高まってしまいます。**

また、ピルが合う合わないには個人差があります。ピルにも種類がありますので、自分に合ったピルをお医者さんと相談してみてください。

生理中の「かたまり」について

生理のときに「かたまり」が出ることはありますか？

生理の血は「子宮内膜」がはがれたものといいましたが、はがれたばかりのときはドロっとした塊です。

サラサラにするのは、酵素の力です。酵素はたんぱく質を分解し、子宮内膜の塊も溶かします。これにより、スムーズに子宮頸管を通って体外に排出されます。

しかし、排出される量が多いと酵素の分解力が追いつかず、塊のまま出てきてしまいます。ですが、病気ということではありません。むしろ、子宮内膜がきちんと排出されているというサインでもあります。

ただし、生理の間、ほぼ毎日のように血の塊が出るという場合は、過多月経の可能性があります。過多月経とは、生理のときの出血量が多すぎるということです。

1回の生理での出血量は諸説ありますが、80㎖といわれています。それ以上の出血が起きているのが過多月経であり、生理の主成分は血液ですので、貧血になるのです。

多い日用のナプキンを使っても1時間程度で交換する、夜用ナプキンを使っても朝になると漏れている、血の塊がナプキンを変える度にある、ゴルフボール大の塊が出る、貧血症状が生理中と生理のあとにひどくなる。こういうことがあれば、過多月経の可能性があります。

薬での治療のほかに、マイクロ波を使って出血量を減らす治療もあります。ちゃんと治療法はありますので、一度婦人科を受診してみてください。

生理以外で出血するときは

生理以外のときに性器から血が出ることを、「不正出血」といいます。

生理中ではないときに、下着に血がついていたり、排泄時にトイレが血に染まった経験をしたことがある人は少なくないのではないでしょうか。大きな病気なのではないかと心配になってしまうと思います。

出血は必ずしも膣からの出血とは限りません。肛門からの出血の可能性もあります。女性に多いものでは、便秘による切れ痔があります。硬くなった便が排泄される際に肛門付近の粘膜を切ってしまうことで起きます。特に、産後の女性のトラブルで痔はとても多いです。その他、大腸からの出血などの病気も考えられます。

重いところでは、子宮の出口から出血が起こっていれば、子宮頸がんや子宮頸管ポリープ。子宮の中から出血していれば、内膜ポリープや、子宮筋腫などの可能性が挙げられます。

一方で、ストレスでホルモンバランスが崩れたからということもありますし、生理できちんと出なかった血が出ることもあります。

いずれにせよ、予期せぬ出血は体に異常事態が起きたことを告げています。どんな病気でも、早期発見ができれば大ごとにはなりません。「不正出血を見つけたら、すぐ病院へ」を合言葉にしてください。

「いきなり病院はちょっと……」「何科を受けていいかわからない」という場合は、最近は24時間電話やチャットで対応してくれるオンラインサービスも充実してきました。もし悩んだら、まずオンラインで相談という手もあります。

受けてみることをおすすめします。検査キットはネットで取り寄せ可能で、比較的手軽にできます。

結果がダメでもエクオールはサプリメントで販売されていますので、安心してください。

また、大豆イソフラボンはとりすぎに注意したほうがいいです。

体は大豆イソフラボンとエストロゲンは同じものだと認識しているので、大豆イソフラボンをとりすぎていると、「もうエストロゲンはいらないね」と体がエストロゲンをつくらなくなってしまうからです。

では、大豆イソフラボンをどのくらいとればベストかというと、1日30mg前後です。30mg前後は、納豆なら1パック、豆腐なら4分の1個、豆乳なら1日1杯程度です。

「え、それだけでいいの？」と思ったでしょう。つまり、通常のたんぱく質をとるという範囲です。

ダメなのは、極端に食べたり飲んだり、サプリを大量にとることです。

COLUMN

大豆イソフラボンは効く人と効かない人がいる

「大豆イソフラボンは女性ホルモンにいい」と聞いたことはありませんか？　その通り、とてもいいのですが、そもそも大豆イソフラボンとは何でしょうか？

大豆イソフラボンとは、その名の通り納豆や豆腐、豆乳など、大豆製品全般に含まれます。大豆イソフラボンは、女性ホルモンのエストロゲンと構造が似ています。**ですので、体が「同じものだ」と認識します。**

そのため、エストロゲンが足りていないときに大豆イソフラボンはとてもいい働きをします。正しく生理を起こしたり、ＰＭＳをよくしたり、肌や髪を美しく保つのです。

ただし、条件があります。

大豆イソフラボンがエストロゲンのような働きをするためには、ある腸内細菌の助けによってつくり出されるエクオールという物質に変わらなければいけません（別名スーパーイソフラボン）。

しかし、残念ながらエクオールをつくり出す腸内細菌をもっている人は日本人の半数ほどしかいません。その上、年齢が若くなるほどその数は少なくなります。

つまり、更年期でイソフラボンをとりたいと思ったら、イソフラボンをエクオールに変換できるかどうか、事前に尿検査を

COLUMN

ハーブティやアロマは劇的には効かない

生理痛には、ハーブティーを飲むとか、アロマを焚くといいとよくいわれますが、これは本当でしょうか？

半分は本当です。

ただ、ハーブティーもアロマも、直接生理痛に効くような、科学的根拠はほぼありません。

ローズヒップティーはビタミンＣが豊富、カモミールは血のめぐりを良くする……などといわれていますが、お茶に入っている栄養素は大変少ないので、よほど大量に飲まないと効果はありません。

ただ、リラックス効果はあります。香りをかぐことで副交感神経（体を休ませる神経）が刺激されたり、セロトニンが出たりします。すると、人によって痛みや不快感が緩和することはあると思います。

たんぱく質が足りていればむくみにくくなる

生理前のむくみは、頭痛などに比べたら、相当ひどい人以外は「数日我慢すればいい」くらいかもしれません。**しかし、これは体からの栄養不足の合図です。**

むくみの原因はふたつあります。

ひとつは、たんぱく質が不足しているためです。たんぱく質には、血液中の水分の量を調整する役割もあります。ですので、むくみの原因は、たんぱく質が足りていないからです。また、ふくらはぎには重力で下がってくる水分を心臓に押し戻す「ふくらはぎポンプ」がありますが、これは筋肉がものをいいます。筋肉の材料はたんぱく質ですよね。

最近とった食事の5大たんぱく質のうち、とってないたんぱく質があったら食べるようにしてください。

たんぱく質が大丈夫そうなら、ふたつめの理由は、塩分のとりすぎです。

体の水分のバランスは、塩分（ナトリウム）とカリウムが大きく決めています。人の体は60％が水分でできています。

簡単にいうと、塩分は体に水分をため込むものです。そして、カリウムは、この塩分を外に出してくれる力があります。体の水分はこれらのミネラルによって、常に一定量になるようコントロールされています。

ですので、むくむということは、塩分が多くなっていて、水分をため込んでいるということです。**水分のバランスを保つために、塩分を少なめにし、カリウムを意識してとりましょう。** ひじき、わかめ、のりなどの海藻類、切り干し大根などに多く入っています。過剰な水分は尿で排出されますので、こまめにトイレに行くことも大切です。

運動をするとセロトニンが出る

セロトニンは、朝日を浴びると出るといいましたが、運動をしたあとにも出ます。

セロトニンは、心を安定させて精神を落ち着かせる働きがあるので「スッキリして気持ちがいい」と感じます。ですので、運動は心のためにもいいのです。気持ちが落ち込んだときや、スッキリしないときは、体を動かすことをおすすめします。

運動といっても、汗を大量にかくほどの運動ではありません。運動はしすぎると活性酸素が増えすぎたり、かえってセロトニンを低下させてしまい、スポーツ貧血や疲労骨折になることもあります。

セロトニンを出すための運動を、「リズム運動」といいましたね。朝ごはんの後に通勤や買いものに行くなどが、よいリズム運動になります。

一定のリズムを伴う運動ですので、ウォーキングや踏み台昇降、体操、何かをかむこともいいでしょう。**始めて5分でセロトニンが分泌されはじめ、15～20分でピークになります。**30分以上やると濃度が低下しますので、30分未満にしましょう。

これを習慣化して3ヶ月たつと、セロトニンに関わる遺伝子が変化し、セロトニンの分泌量が増え、朝もスッキリ目覚められるようになるという研究報告があります。

生理前にイライラや不安感など、精神に症状が出る人は、リズム運動をしてみましょう。

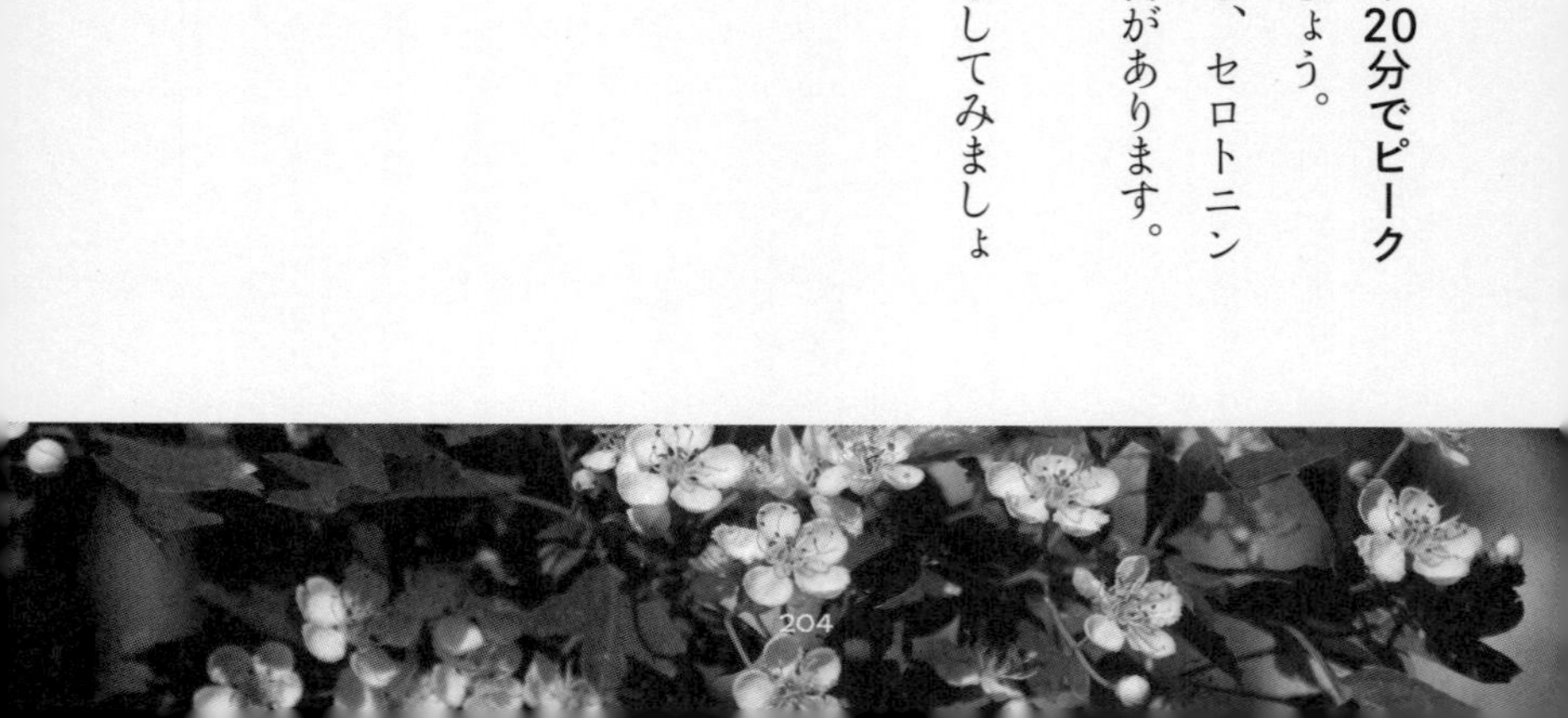

階段を見つけたら、運動をするチャンス

たんぱく質をとったら運動もぜひ行って、筋肉をつけましょう。しかし運動は、習慣がない人には大変です。ジムはハードルが高いし、ランニングや筋トレも面倒だと考える人もいるでしょう。

運動といっても、激しくやる必要はありません。するのは有酸素運動です。通勤でせかせかと早めに歩くだけでも、ほどよい有酸素運動になります。

1日の理想は1日 8000 歩歩くこと。代わりに、軽く息があがるくらいの早歩きで20分でもかまいません。８０００歩の場合はトータルでＯＫです。８０００歩なら、エスカレーターではなく階段を使う、部屋中に掃除機をかけるために動くだけでもけっこう達成できます。歩けるチャンスを見つけたら、どんどん体を動かしましょう。

階段はふくらはぎに圧がかかるため、血のめぐりをよくもします。重力を受けて夕

方から夜にかけて下半身に水分が溜まってむくむのを「ふくらはぎポンプ」を使って心臓に戻しましょう。むくみ解消にもなりますし、カロリーも消費できます。

日常生活をゆるい有酸素運動と考えて、小さな積み重ねをしていきましょう。運動が好きな方は、ジョギング、水泳などの有酸素運動を、体にあまり負担をかけない動きで時間をかけて行うとなおいいです。筋肉は酸素を貯蔵する役割もありますから、疲れにくくなることもメリットです。

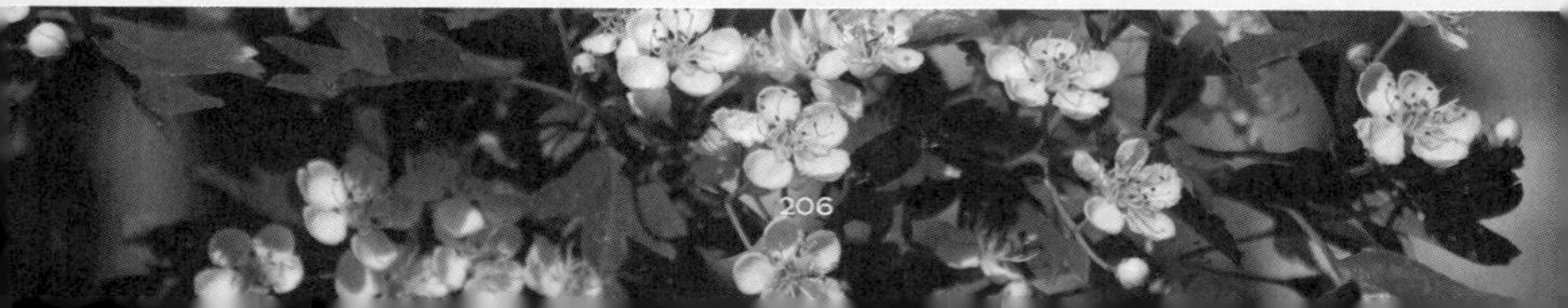

お風呂に入ることで、生理痛がよくなる

毎日欠かさずお風呂に入ってますか？

生理痛は、お風呂に入るとよくなります。

体が冷えると、血のめぐりが悪くなりますね。生理痛の原因はプロスタグランジンという物質で、子宮内に溜まった血液を押し出そうとして子宮が収縮することで起こると説明しました。血液のめぐりが悪くなると押し出す力が強くなる結果、痛みが増します。なので、温めて血液のめぐりをスムーズにしてあげましょう。

でも、「お風呂に入っても一時的に温まるだけじゃないか」と思う人もいると思います。

しかし、これも朝ごはんと一緒で、「夜にいったん体温を上げる」のがとても大切です。

体温が上がったり、汗をかいたりすると、副交感神経が刺激されます。副交感神経とは、体をリラックスさせる神経です。この副交感神経を一度刺激することが大切で、

血のめぐりがよくなるのです。

この副交感神経が刺激されたあとに体温が下がっていくと、眠くなってきます。ぜひ「最近眠れない」などの悩みを抱えている人は、お風呂にゆっくりつかってみましょう。

お風呂に入って体温を上げておくことは、免疫力にも関係します。**実際にお風呂に入る頻度が週4回以下の人たちと5回以上の人たちでは、血管の状態の差が歴然でした。お風呂に入ると健康にもいいのです。**お風呂に入ることは、いいことしかありません。お風呂に入るまでは面倒かもしれませんが、いざ入ってみると「体調がいい!」と思うはずです。入浴の習慣を少しずつつけていきましょう。

実際に私たちの調査でも、毎日お風呂に入っている人は、生理痛のない人が多かったです。次ページのグラフを見てみてください。

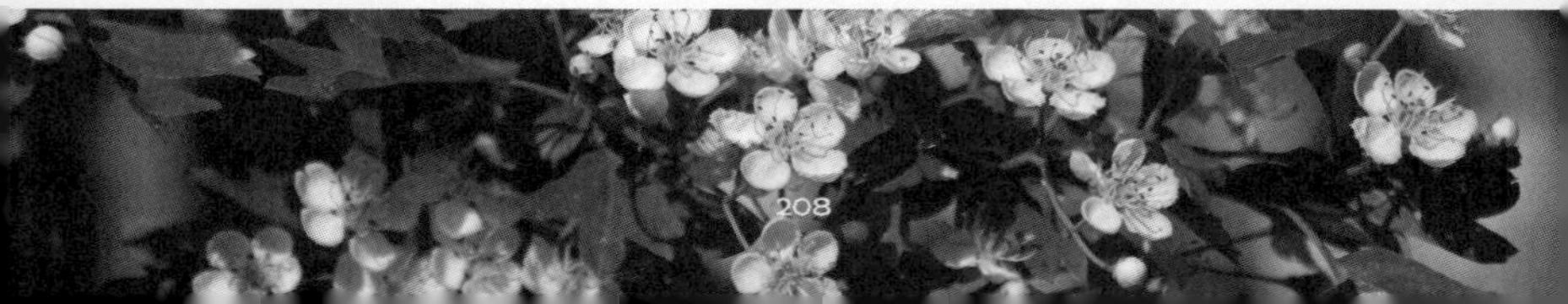

お風呂に入る頻度と生理痛について

生理痛あり（寝込む／痛みどめを飲む）

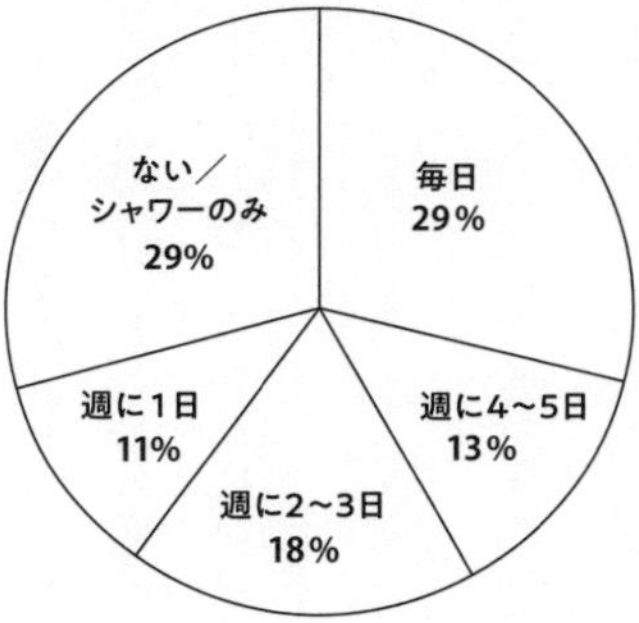

生理痛あり（日常生活に支障なし）

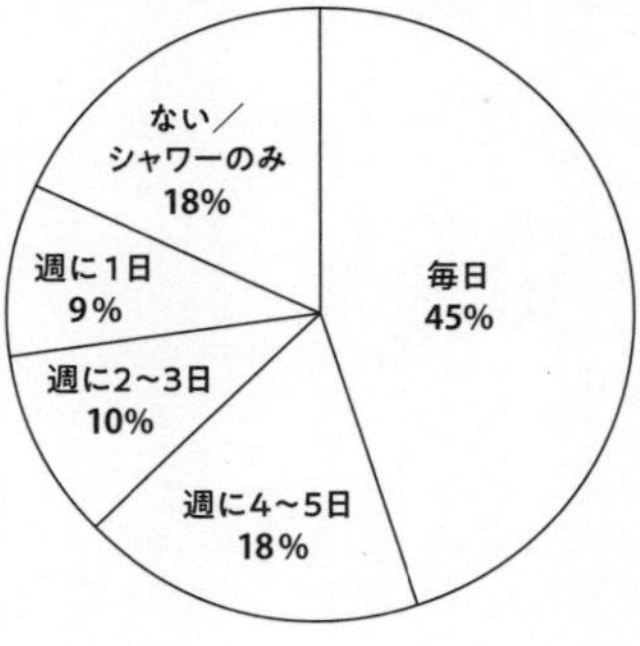

生理痛ほぼなし

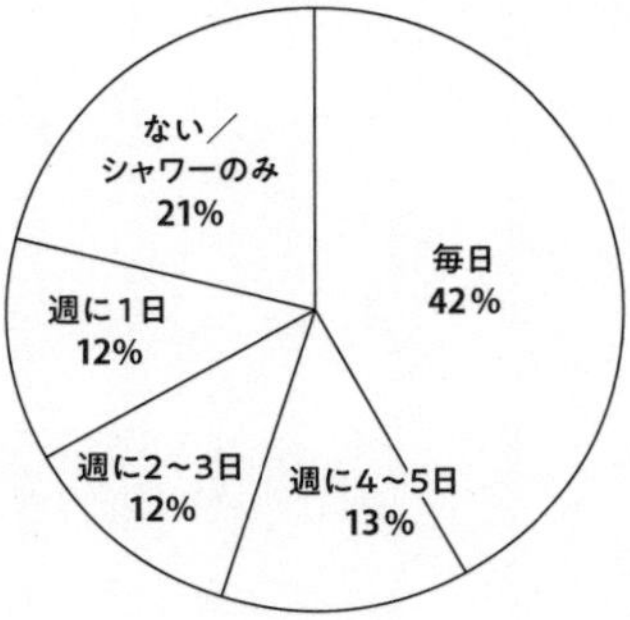

生理中はあえてシャワーという人もいると思います。昔の日本は脱衣所が外にあって寒かったり、衛生的でなかったりしたときはそれがいいとされていたこともあります。しかし、現在は環境もよく、お風呂に入っても問題ありません。入浴中は水圧で出血も起こりにくいため、痛む人は保温効果の高い入浴剤などを使って、お風呂につかることをおすすめします。

温泉成分でもあるマグネシウムを含んでいる入浴剤は、子宮の収縮を緩めるため、さらにおすすめです。ドラッグストアなどに売っているニガリでも大丈夫です。

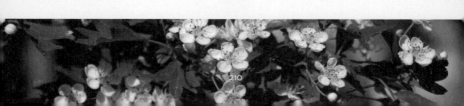

お風呂がめんどうなら足浴で

お風呂が体にいいのはわかっているけれど、たとえばひとり暮らしでユニットバスで入る気がしない、習慣じゃないから面倒くさいなど、なかなか実践できない人も多いと思います。そんな人には、足浴をおすすめします。足浴なら部屋でできますし、簡単です。また、早い時間にお風呂に入ってしまって寒くて寝つけないときや、時間がある休日の朝なども体温を上げるので、効果抜群です。

このときにも、マグネシウムを含む入浴剤やにがりを使うとなおよいでしょう。足浴の効果については、むくみの解消や入眠をしやすくする効果なども期待されていますので、「お風呂はちょっと……」という方はぜひやってみてください。

生理痛が重い人は、太陽の光を浴びる

痛みどめを飲むくらい生理痛が重い人は、ビタミンDが足りていないかもしれません。これは、ＰＭＳで情緒不安定になる人も同じです。

名前からもわかる通り、ビタミンDはこれまでビタミンだと思われていたのですが、近年の研究により、女性ホルモンや男性ホルモンに似たホルモンの一種であると理解されるようになりました。なぜかというと、セロトニンと同じく日光を浴びることでつくり出すことができるからです。

ビタミンDは女性の健康にとっていいことだらけです。生理痛やＰＭＳの軽減はもちろん、自然妊娠や不妊治療の成功率を上げて、流産をくいとめるなどのはたらきがあります。つまり、子宮の健康を守ります。

ビタミンDが足りない人に与えてみた研究では、「生理の痛みどめを使うことが減っ

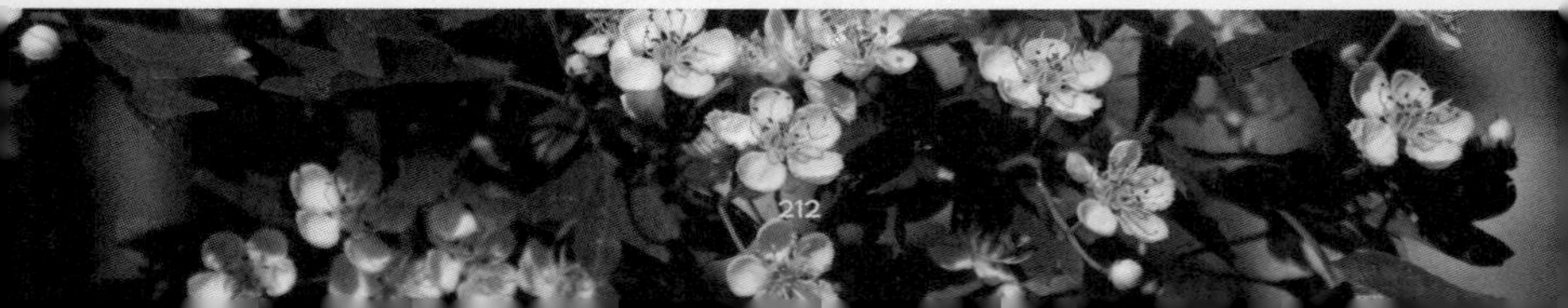

た」「生理の周期が21日と短かったのが改善した」という効果があったそうです。私たちの調査でも、「生理痛がない」と答えた人たちはビタミンDをよくとっていた人でした。

体の中のビタミンDのうち、食べ物からとれるのは2割のみ。**残りの8割は紫外線に当たることで体の中でつくられます。**

セロトニンを分泌させるのには午前中の光が必要でしたが、ビタミンDはいつでも大丈夫です。どんどん太陽に当たりましょう。

厚生労働省の調査では、若い女性ほど血中のビタミンDの濃度が不足していました。その大きな原因のひとつが、UVケアです。残念ながら、ビタミンDは皮膚に直接紫外線が当たることでできますので、UVクリームは邪魔になります。週3日以上日焼けどめを使う女性は、ビタミンDが不足していることがわかっています。

とはいえ、紫外線には皮膚がんになる可能性もあるし、肌は焼けさせたくないし、混乱しますよね。

そこで、顔や首はUVケアをして、それ以外はしないなどのやり方がおすすめです。

晴れている日は、公園やテラス席で足だけ日に当てて日光浴を楽しむなどがいいでしょう。

紫外線にはいくつか波長がありますが、ビタミンDをつくる波長だけ通すUVクリームなどもあります。

ちなみに、ビタミンDが含まれる食べ物は、鮭、さんま、いわし、カレイなどの魚、卵、チーズ、乾燥していない生のキノコ類です。

国立環境研究所がつくっている便利なサイトもあります。これは、今日どれくらい紫外線を浴びるとどれくらいのビタミンDがつくられて、何時間以上浴びると有害なのかを、エリア別にデイリーチェックできるものです（QRコードも載せておきます）。ぜひ、ビタミンDの補充を意識しましょう。

▷ QRコード

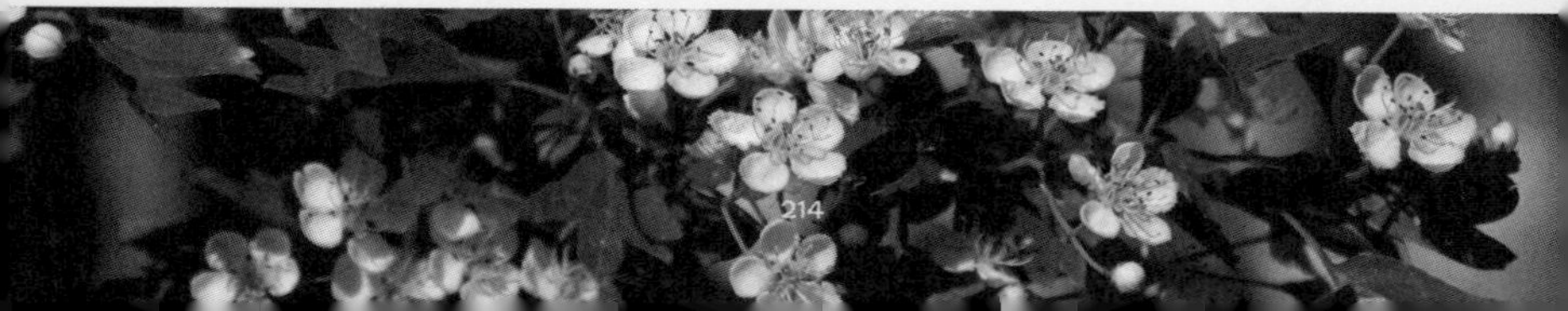

ビタミンDをたくさんつくると卵巣にもよい

生理の不調やうつには、ビタミンDが大切だとわかってもらえたでしょうか。ビタミンDは、卵巣にも欠かせない栄養です。

生理不順の女性に多い「多嚢胞性卵巣症候群」は、男性ホルモンが多く分泌されて、排卵がうまくいかなくなることでしたね。ビタミンDとカルシウムをとれば、多嚢胞性卵巣症候群を改善するという報告があります。

また、私たちが行った卵巣年齢（AMH）に関する研究では、30〜40代で卵巣年齢が高齢化している人は血中のビタミンDの濃度が低いということがわかっています。

余談ですが、新型コロナウイルスにおいても、欧州20ヶ国の調査で感染者および重症化した患者は、血中のビタミンDの濃度が低かったことが明らかになっています。

さらに日本の研究で、ビタミンDの血中濃度はインフルエンザの感染率も低くすることがわかっています。

新型コロナウイルスの感染拡大も温暖化の影響といわれていますが、この先どのようなウイルスが流行するかわかりません。ビタミンDは感染対策としても欠かせません。

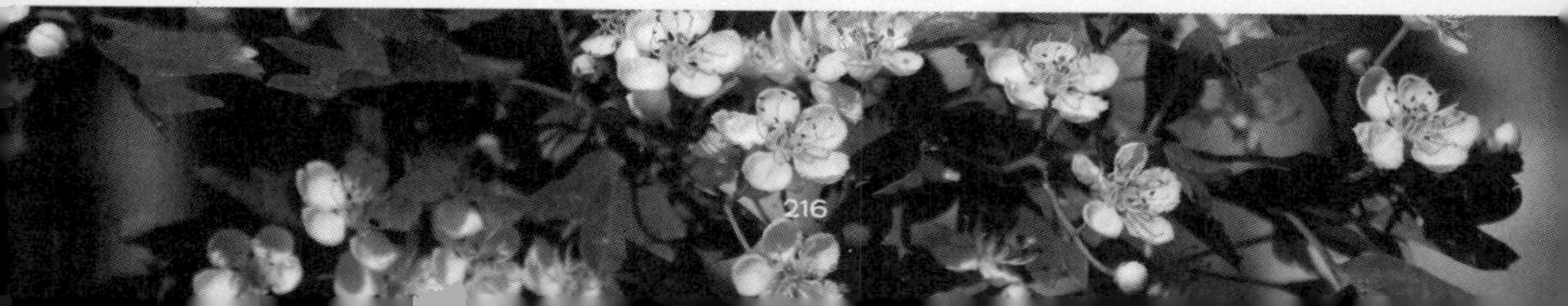

妊娠したいならビタミンD

ビタミンDは、妊娠初期の流産も防ぎます。ビタミンDが足りている女性と足りていない女性を比べた調査があります。ビタミンDが足りていない女性は、妊娠初期に流産をする確率が2・5倍高いという結果が出ています。

また、ビタミンDには、子宮内膜をよくする働きがあるので、体外受精も成功しやすくなります。体外受精を行った女性のビタミンDを調べたところ、足りない人の妊娠率は38%、足りている人は78%という結果でした。

また、男性の不妊の原因もビタミンD不足であることが多いです。

ビタミンDが足りている人と足りていない人の精子の運動率は、約2倍の差があります。

ビタミンDをつくるのに必要なのは太陽ですが、日照時間が不足しがちなデンマークでは、ビタミンDを国策として強化していた時期とそうでない時期がありました。このふたつの時期を比較した結果、強化していた頃のほうが出産率が高かったことが報告されています。

これは、女性だけでなく男性にもビタミンDが足りていた結果ではないかと考えられています。

お医者さんによると、不妊治療中の人の8割はビタミンDが足りていないそうです。ビタミンDだけが不妊の理由とは限りませんが、原因のひとつです。妊娠できる体だということは、健康であるということです。毎日太陽の光を浴びましょう。

VOL 3

血のことを知れば、女性の体の悩みはほぼ解決する

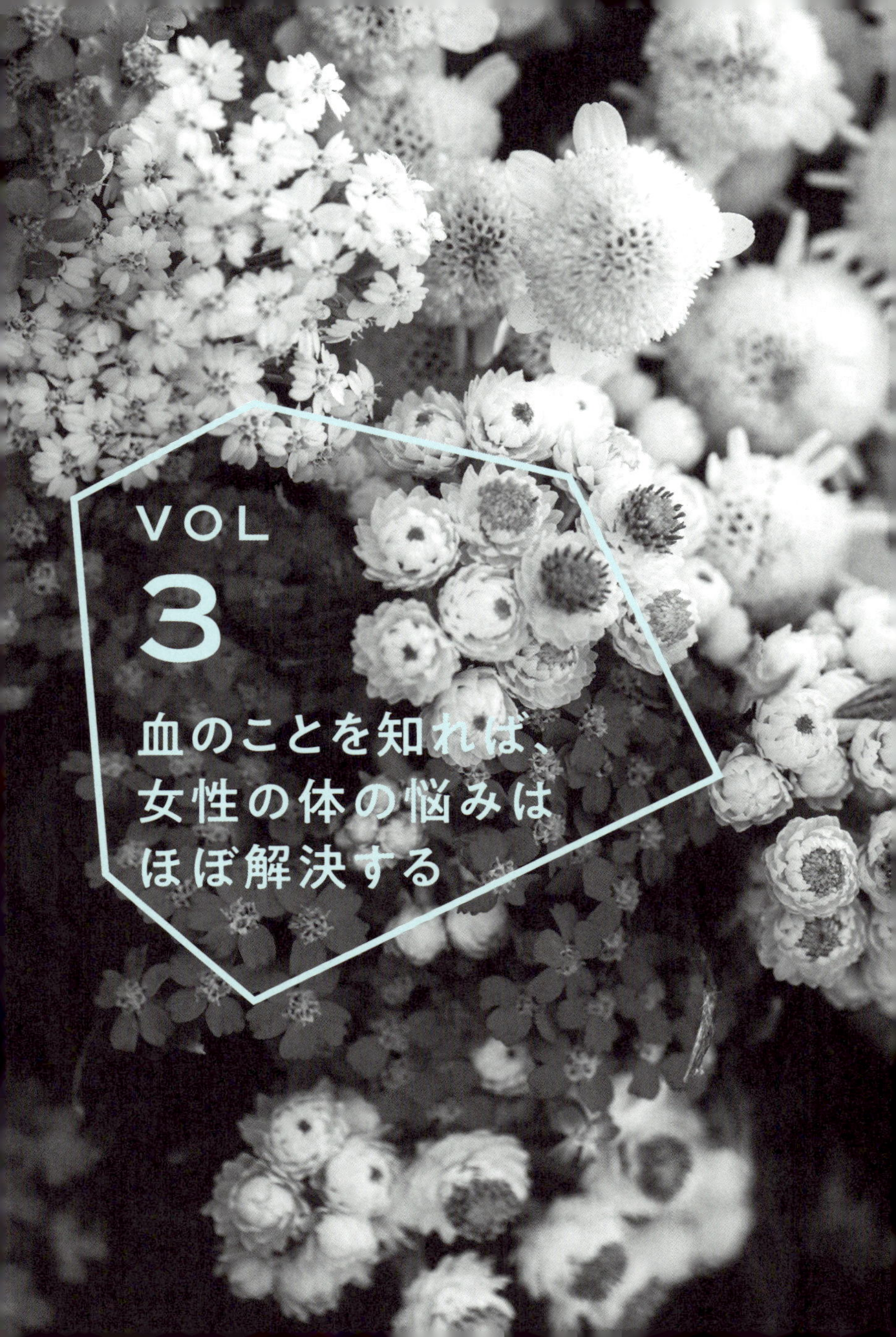

女性に貧血が多いのは、生理があるから

あなたは朝スッキリ起きられますか？
めまいや立ちくらみはしませんか？
寝ても疲れが取れなかったりしませんか？
顔色が悪かったり、目の下にクマができたりしていませんか？
気持ちに浮き沈みはありますか？

これらのすべてに該当する人は、貧血の可能性が高いです。

先進国の18％の女性が貧血といわれていますが、日本の割合はもっと多くて、なんと22％もの人が貧血です。さらに、ギリギリ貧血ではないボーダーラインにいる人も足すと、52％になります。血液検査で血液中の鉄の値が12mg／dl以下だと貧血と診断されます。また、４００ccの献血ができないと規定されているのは12・５mg／dl

ですが、私たちの調査では、ここにあたる人は約4割もいました。

つまり、半分以上の人は鉄が欠乏しており、日本は他の先進国ではまず見られない「貧血大国」です。**なぜ女性に貧血が多いのかというと、元々食事からとる鉄が不足している上に、生理があるからです。**生理では毎月1回必ず約22・5mgの鉄を失います。女性は、貧血の知識を持っておいて損はありません。

女性の場合、貧血を治すと不調の多くが解決するといっていいでしょう。まず先ほどあげた症状はよくなります。さらに、次のように生活の質がよくなります。

・疲れにくくなる
・イライラしにくくなる
・ゆううつな気分がなくなる
・頭痛や、頭が重くなることがなくなる
・階段や登り坂で息切れしなくなる
・手足の冷えがなくなる

・あざができにくくなる
・肩こりや背中の痛みがよくなる
・PMS がよくなる

想像してみてください。全部叶ったら、かなり快適な生活を送れるようになります。血の力を知って、不調知らずになりましょう。

ちなみに、欧米の女性に貧血が少ないのは、小麦などの食品にもともと国が鉄を添加しているためです。アジアでも醤油などに添加されています。鉄は、国が国策とするほど心身の健康に大きな影響力を持つ栄養素だと覚えておきましょう。

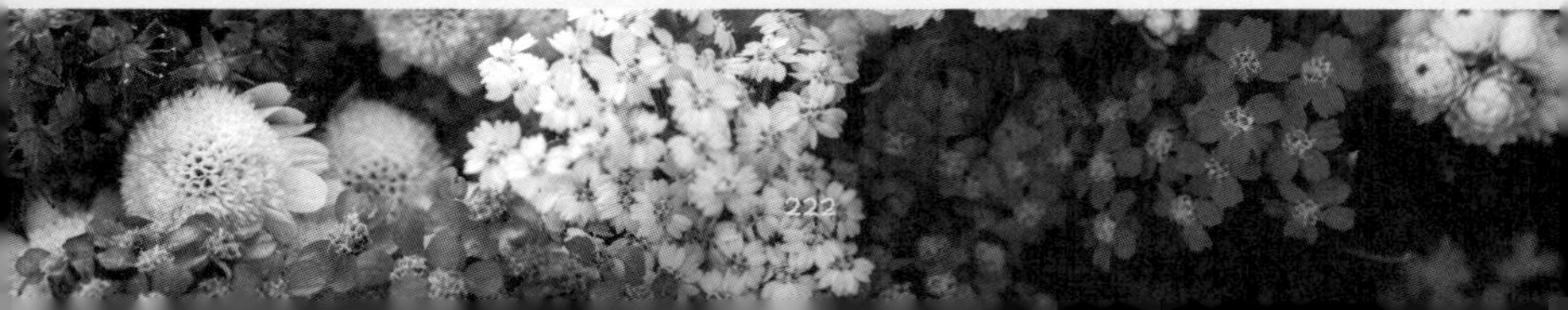

鉄は「血の中」にある

そもそも貧血とは何かを知っておきましょう。

貧血かどうかは血液検査でわかります。あれは何をやっているのかというと、血の中のヘモグロビンを調べています。

血の中では、ヘモグロビンという物質が働いています。ヘモグロビンには、血管の中を流れ、体中に酸素を運ぶ役割があります。

このヘモグロビンは鉄分とたんぱく質でできています。 体の中にある鉄分のうち、約70%がヘモグロビンです。鉄分が少なくなると、ヘモグロビンがつくられません。「貧血です」といわれるのは、このヘモグロビンの量が少ないときです。

人の体は酸素がないと動きません。酸素は、いわばガソリンです。どんなにハイスペックな高級車でも、ガソリンなしには動きません。

酸素はどのようにしてガソリンになるのかというと、ヘモグロビンにのって全身の細胞に取り込まれ、化学反応を起こすことでエネルギーを生み出します。

わかりやすくたとえるならば、大型バスを血液とした場合、ヘモグロビンはバスの中のシートです。そして、シートに座る乗客が酸素です。

当然、シート数が減れば乗客も少なくなります。ヘモグロビンが不足すると運搬される酸素が減り、細胞でつくられるエネルギーも減ってしまいます。そのため、疲れやすくなったり疲れの回復が難しくなります。めぐる血液の量も減り、エネルギーがないので、体も冷えやすく顔色が悪くなります。

人が生きていくために、鉄分がとても重要なのがわかったでしょうか。**貧血を防ぐには、ヘモグロビンをつくる鉄分とたんぱく質と覚えておきましょう。**

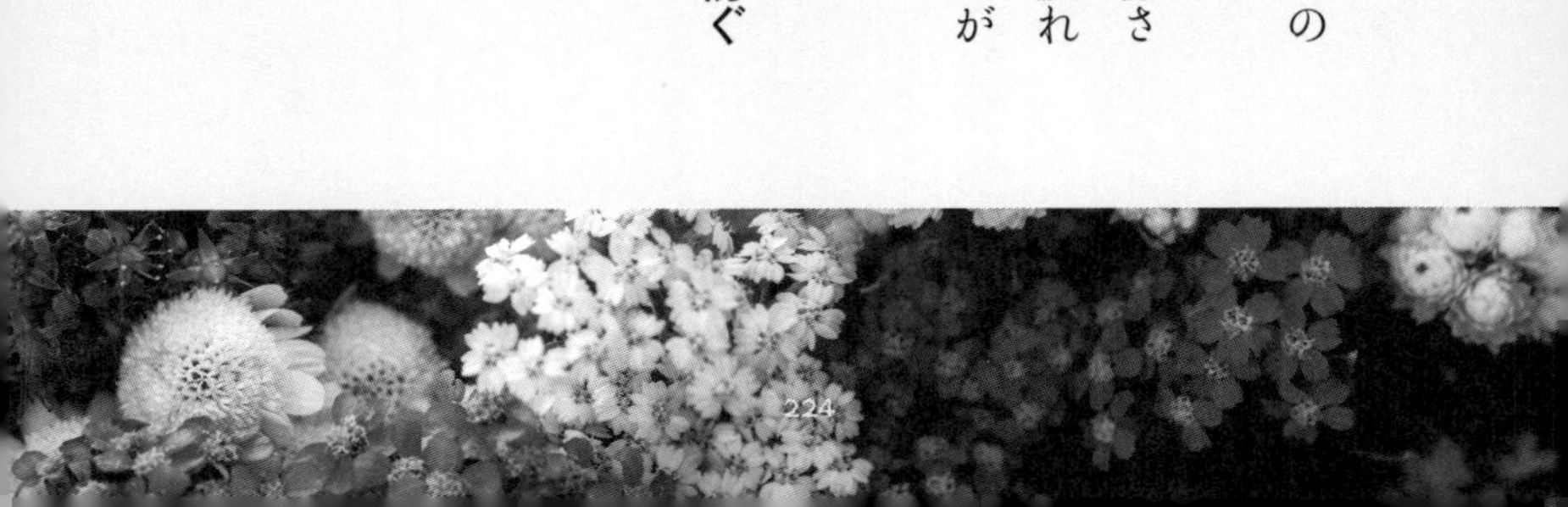

鉄分が足りなくなると、心も不安定になる

鉄は酸素を運ぶ以外にも、さまざまな働きをします。

セロトニンをつくるためにも、鉄が必要です。体のパーツは、ひとつの栄養素からつくられるのではなく、いくつかの栄養素がくっついて各パーツがつくられています。

第2章でお伝えした、体の基本になるたんぱく質（アミノ酸）にビタミンやミネラルがくっついて、ホルモンや血液や筋肉になります。**セロトニンは、トリプトファンというアミノ酸に、ビタミンB6や鉄分などがくっついてつくり出されます。**

セロトニンは、乳幼児だと鉄が不足すると脳の中枢神経の発達が遅れ、やがて学力が低下したり、動体視力が低下したり、持久力のタイムが悪くなることもあります。思っている以上に、健全な脳の働きに大切な栄養素です。

セロトニンのために朝日を浴びても、アミノ酸や鉄が足りなければつくられません。「朝日を浴びる＋栄養」はセットです。覚えておきましょう。

「疲れにくくなる」とは筋肉に酸素を貯めること

疲れにくい体になるとは、酸素が細胞の隅々にまで行き届くことです。そのためには鉄が必要です。

筋肉にはミオグロビンという特別なたんぱく質があります。これは、酸素を貯蔵するためのたんぱく質です。

クジラやイルカなど、水中に潜る哺乳類は大量の酸素を体に溜めてから潜ります。こういう動物は、ミオグロビンがとても多いのです。動物の筋肉は赤いですが、赤いのは、ミオグロビンの色だと考えられています。

ですので、筋肉が多いとそれだけ酸素を体に貯めておくことができます。体の中の酸素が不足したときはそこから補うので、筋肉が多いほどたくさんの酸素がとり出せます。

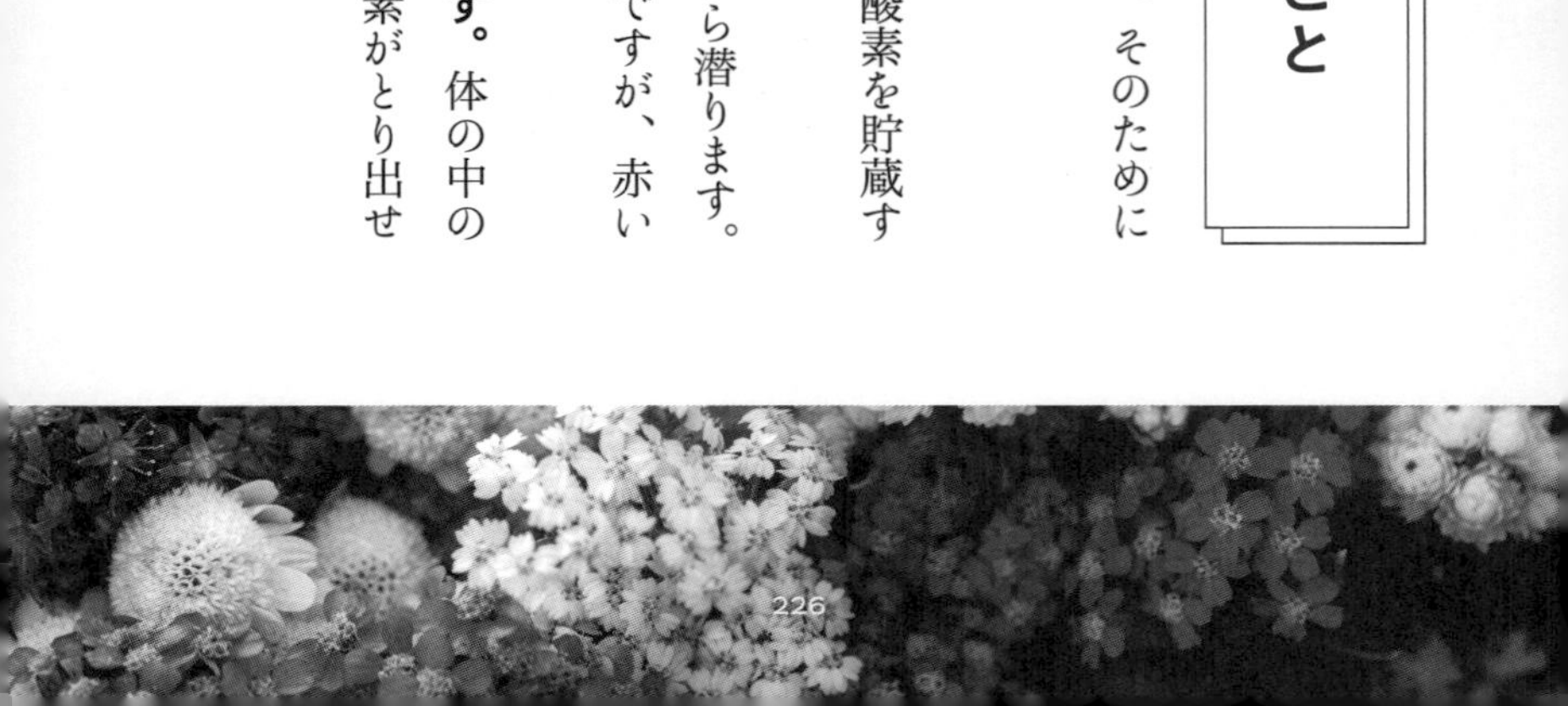

頻繁にアイスクリームが食べたくなる人は、貧血の可能性が高い

暑いわけではないのに、無性に冷たいものが食べたいとき――もしかして、貧血かもしれません。

これは、氷食症といって、氷をバリバリ食べたくなる症状です。貧血だと、冷たいものを食べたくなるようです。

冬なのにアイスクリームがやめられなかったり、コップに残った氷を食べ切ったりする人は、鉄不足を疑ってみましょう。

妊婦さんは、赤ちゃんを育てるために血液の量が増すため、鉄不足にすぐなりやすいので、妊婦さんにも多く見られます。

ラットの実験では、貧血のラットに水と氷を用意し、好きなほうから飲めるようにしたところ、貧血ではないラットは半分以上が水を飲んだのに対して、貧血のラット

はなんと96%もの水分を氷からとったそうです。そして、貧血を改善したところ氷には見向きもしなくなったのだとか。

なぜ氷を食べたくなるのかは諸説ありますが、鉄は肌や粘膜をつくるコラーゲンの材料でもあります。

鉄が不足するとのどの粘膜が縮み、ごっくんと食事を飲み込むことが難しくなり、食欲不振になります。

また、縮んだ粘膜が炎症を起こし、それを鎮めるために冷たいものが欲しくなるという説もあります。これは、貧血の実際の症状でもあります。

鉄が足りないときに冷たいものが食べたくなるのは、野生動物にも見られる本能的な行動だそうです。ちなみに、氷食症ではなくても、貧血だとのどが乾くなどの不快感があり咳が出ることがあります。

寝る前に足がムズムズする人も貧血が多いです。膝から下にかけて、チクチク、ムズムズして眠れなくなったことはありませんか。他にも、鉄不足で起こる症状があります。

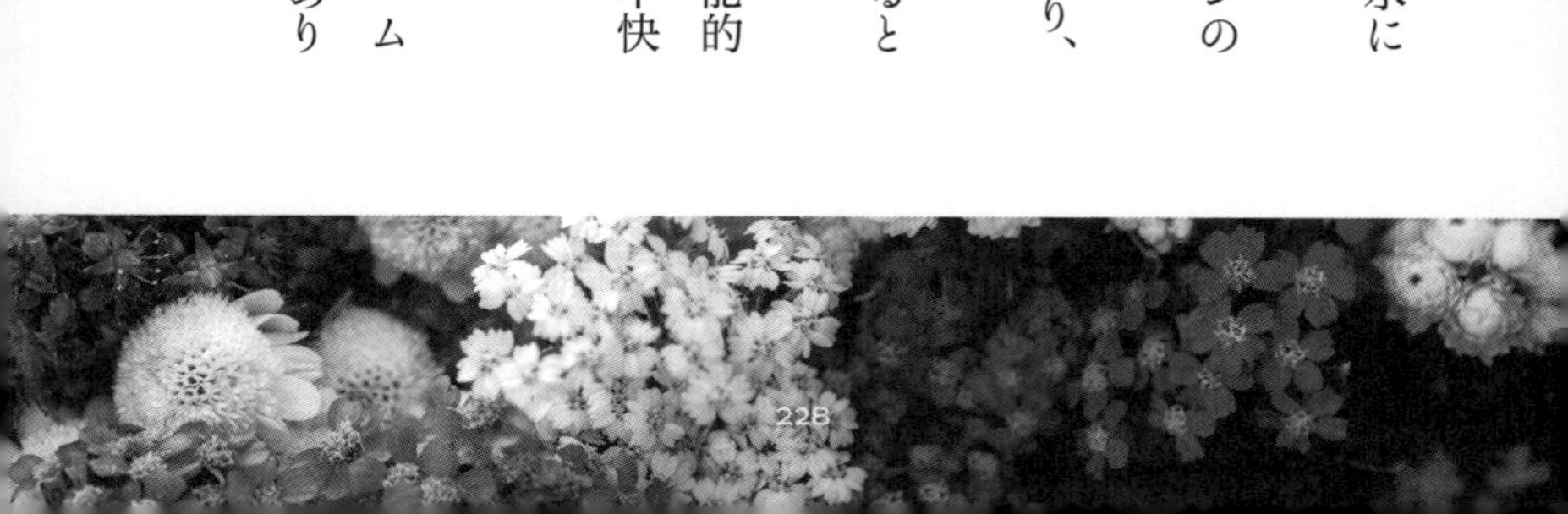

・爪が柔らかい、割れやすい
・硬いものを噛みたくなる
・夕方以降に気分がそわそわする
・注意力、集中力、落ち着きがない
・ものが飲み込みにくい、声が小さい

鉄が足りなくて起こるのは、めまいや立ちくらみだけではありません。これらの症状に思いあたる人は、鉄を増やしましょう。

自分が「隠れ貧血」かどうか知ろう

健康診断で「貧血ではない」という結果が出た人でも、本当はほぼ貧血だったりします。というのは健康診断ではヘモグロビンしか調べないからです。冒頭で述べた、貧血の症状は感じているけれど、健診に引っかからなかった人はこちらを疑ってください。

この貧血の原因になるものに「フェリチン」があります。貯蔵鉄とも呼ばれます。

簡単にいうと、フェリチンとは、鉄の出どころ、大元のような役割です。

体の中の鉄の70％はヘモグロビンですが、残りの30％はフェリチンです。

フェリチンとは、肝臓などにある鉄です。フェリチンもヘモグロビンと同じように、鉄とたんぱく質でできています。フェリチンは標準的な健康診断では測っていませんが、フェリチンが足りなくても貧血のような症状が出ます。私たちは、フェリチンが足りなくて起こる貧血を「隠れ貧血（貧血のない鉄欠乏）」と呼んでいます。

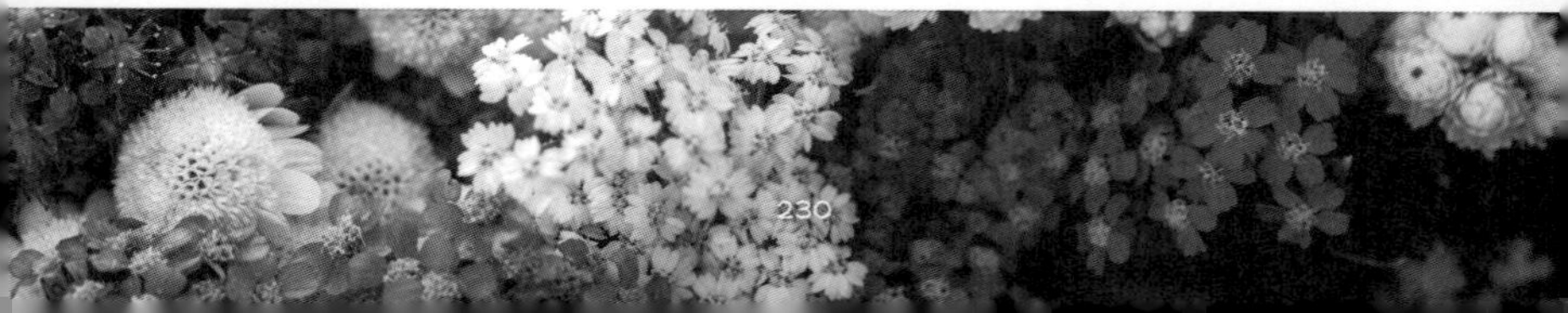

鉄が足りないときに、フェリチンから鉄が補われます。たとえるなら、フェリチンは銀行口座に貯蓄してあるお金で、ヘモグロビンはそこから引き出して使うお金です。財布のお金であるヘモグロビンがなくなってくると、銀行口座に貯めているお金のフェリチンを使って、ヘモグロビンにしています。

ヘモグロビンが足りていなくて貧血だといわれたときは、銀行口座の貯金がゼロになっているということです。だから、健康診断で「貧血」と判断された人は、重い貧血だと思ったほうがいいでしょう。

健康診断では、ヘモグロビンしか調べていないので、大元のフェリチンはどのぐらいあるかはわかりません。

ちなみに、フェリチンも病院によっては検査項目に追加してくれるところもあります。ただ、日本人の女性はほぼ血が足りていませんので、わざわざ調べなくても、自分の感覚で貧血のような症状があれば、ほぼ該当していると思われます。貧血をどうなくしていくかは、後ほど詳しく説明します。

鉄が足りている女性はほぼいない

正常とは、もちろんヘモグロビンもフェリチンも十分ある状態のことをいいます。

「軽い貧血」が、ヘモグロビンは十分あるけど、フェリチンが足りていない状態です。健康診断ではヘモグロビンしか測らないので、正常と判断されます。そして、「重い貧血」は、先ほどもいった、ヘモグロビンもフェリチンも足りていない、つまり健康診断で「貧血」と診断される可能性が高い状態です。

じつは、日本人女性のフェリチンの平均は、適正なフェリチンの値の半分というデータがあります。

生理が正常にきていればほとんどの女性が足りていないと思ったほうがよいでしょう。フェリチンの平均値は、日本人男性の平均値が136であるのに対して、女性はなんと22・5~26・5です。**100もの差が開いている原因は、生理です。**

女性で100を超えている人は、たいてい無月経か月経不順で、出血量が少ないことが多いです（フェリチンは感染症にかかったときや腫瘍があるときも高くなります）。

ちなみに、どれほど生理が鉄の在庫に影響を与えるのでしょうか。たとえば、健康診断では貧血ではありませんが、鉄のサプリメントを日常的にとり、意識して肉も魚も食べている人でも、フェリチンが１００を超えません。十分に意識しても、１００を超えるのは大変です。

健康診断で「異常なし」と判断されていたら、そこで安心してしまいます。そのため、不調があっても「自分はそういう体質だから」と諦めてしまっている人がとても多いです。でも、それは隠れ貧血かもしれません。**「体質」と思って諦めてると、治るものも治りません。**

また、フェリチンが足りていないと、妊娠したときに胎盤がしっかり育たないため、胎児の成長に影響が出ることがあります。アメリカでは、適正なフェリチンの値がないと、妊娠してはいけないという決まりがある州もあります。

鉄分をとりたかったら、たんぱく質を食べる

さて、ここからは鉄分をとる方法をお伝えします。鉄分の多い食べ物といえば、何が思い浮かびますか？　やっぱり、レバーでしょうか。

じつは、レバーももちろん多いのですが、牛肉や納豆も同じくらい多いのです。また、カツオやマグロなどの赤身の魚にも多く含まれます。

「鉄をとりたいならたんぱく質」と覚えておきましょう。たんぱく質が多い食べ物は、鉄分もたくさん入っています。たんぱく質は、どうせしっかりとるべきもの。たんぱく質を心がけるだけで、鉄も増えていくはずです。

鉄には、ヘム鉄と非ヘム鉄があります。ヘム鉄は肉や魚などの動物性の食べ物に入っている鉄分で、非ヘム鉄はほうれん草やひじきなどの植物性の食べ物に入っている鉄分です。昔の栄養学では、両方ともを同じ分量くらい食べるといいと習いました。

しかし、最近の研究により、肉や魚にはヘム鉄だけではなく非ヘム鉄もたくさん入っているということがわかってきました。たとえば、肉に入っている鉄分のうち、ヘム

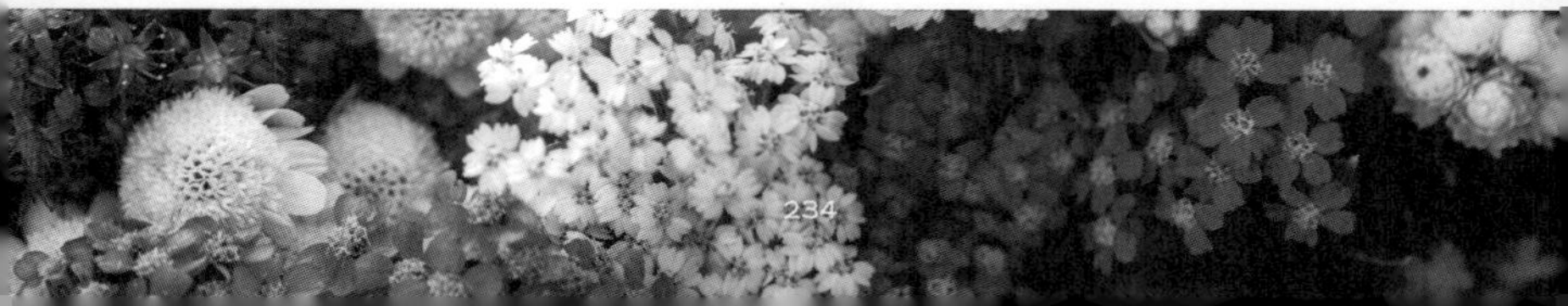

鉄は40~45%、非ヘム鉄は55~60%と、非ヘム鉄の割合が多いのです。牛肉、豚肉、鶏肉、ハム、ベーコン、レバー、魚にも、非ヘム鉄はたくさん入っています。

もちろん、ほうれん草やひじきには、鉄分以外の栄養の面でもメリットがありますので、食べなくてもいいわけではありません。食事中の鉄分の吸収率を高めるには、たんぱく質やビタミンCがあるとさらにいいです。

覚えなくてもいいですが、鉄分は1日あたり10・5mgとるのが理想です。これは、たんぱく質を食べると意識していたらクリアできる数字です。**「鉄分を食べなきゃ」と難しく考えずに、「たんぱく質を食べればいい」と思いましょう。**ただし、生理のときの出血量が多い女性は16mg必要になり、これは食事だけでは難しい量です。たんぱく質をしっかりとっても改善しない人は、サプリメントや鉄剤をとりましょう。

鉄分が多く入っている食べ物の特徴は「赤い食べ物」とすると覚えやすいです。肉なら牛肉、魚ならマグロやカツオです。ほかには、砂肝、ハツ、牡蠣もおすすめです。

鉄をムダなく吸収するには、「よく噛んで食べる」

鉄分は、体に吸収されにくい栄養です。せっかく食べても、ヘム鉄が体に吸収されるのはとった量の10〜30%。非ヘム鉄はたった2〜7%ほどです。「そんなに少ないの！」と驚くでしょう。これも鉄を不足させやすい理由のひとつです。

せっかくなので、できるだけ多く吸収しやすい形で食べましょう。

鉄に限らないことですが、栄養は食べたイコールとったにはなりません。なぜなら、食事からとった栄養素が腸から吸収されるためには、消化器官を通る大冒険をする必要があるからです。消化器官を通ることで消化液にまみれてどんどん溶かされているわけですが、消化液の分泌量にはストレスや加齢の影響を受けて個人差があります。特に、鉄分や葉酸、ビタミンB12などの栄養素は胃酸の分泌量によって体内に取り込まれる量が変わる栄養素です。つまり、個人差がとても大きいです。

栄養を吸収しやすくなる方法はいたってシンプルで、よく噛むことです。**よく噛む**

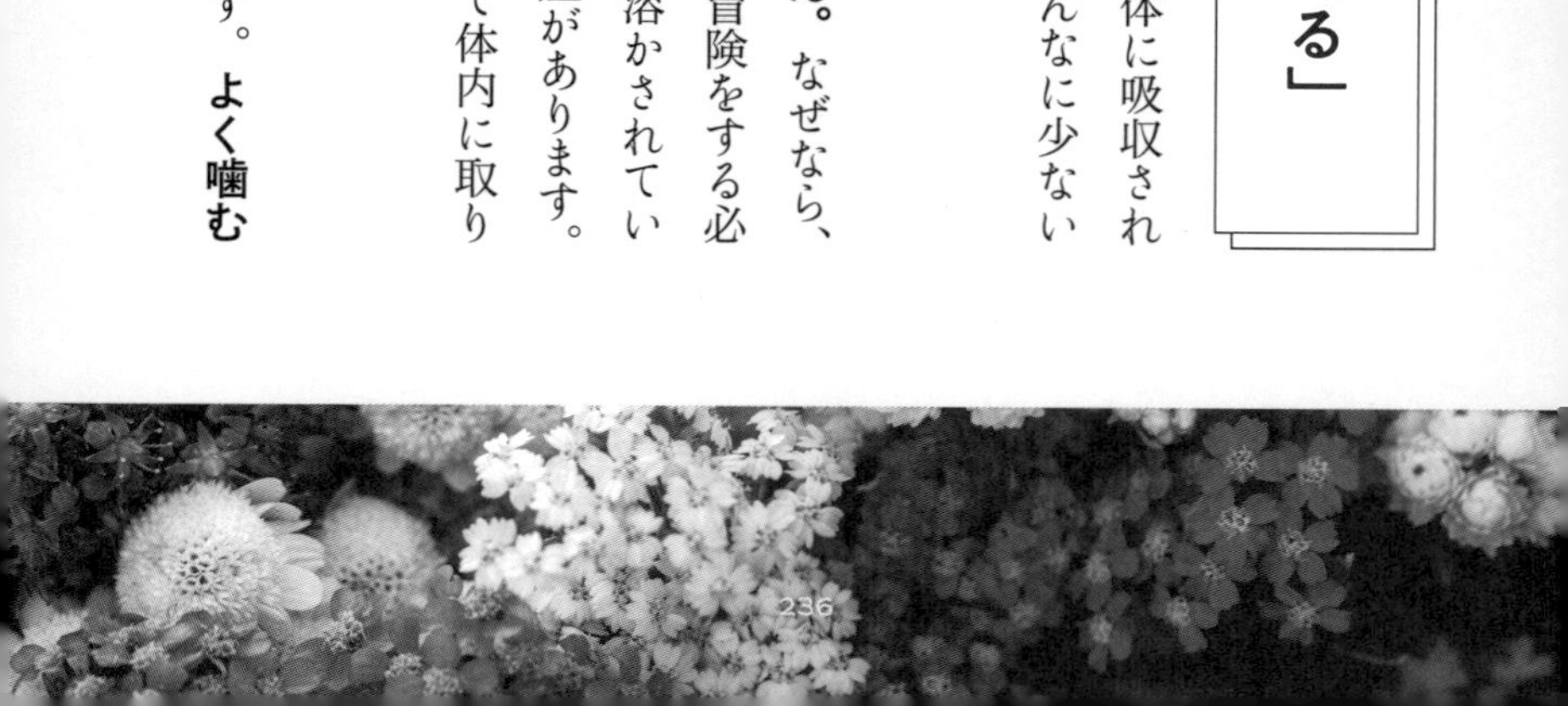

ほど、食べ物を分解する唾液や胃酸が出てきます。結果として、腸で吸収されやすくなります。

早食いやながら食いだと、よく噛むことを忘れます。その結果、腸が吸収以前に消化に追われ、思うように栄養吸収ができなくなります。ぜひ、食べ物はよく噛むことを心がけてください。

特に注意すべきなのは、何か緊張する出来事を控えているときや、ストレスで胃腸の調子が悪く、下痢や便秘になっているとき。このとき、胃酸は正常ではありません。消化しやすい食事がとても大切になります。

メジャーリーグで活躍するような超一流アスリートなどは、消化器官の検査を頻繁に受けています。つまり、食べたものがちゃんと身になるのかまでを考えて、本番に強い強靭な体をつくっているのです。

そして、食事中にネガティブな話をしたり、暗いニュースを見るのはくれぐれも避けましょう。ささいなことだと思うかもしれませんが、消化液はストレスを感じると分泌が鈍ります。楽しい、おいしいと感じる食事ほど、よく吸収されます。

酸っぱいものを一緒に食べると栄養が吸収されやすい

よく噛むことに加えて、ビタミンCやクエン酸、つまり酸っぱいものを一緒にとるのもいいでしょう。これは本番前のアスリートに欠かせない指導でもあります。

胃の中は、普段は酸性の状態になっています。ですが、食事をしているうちに、酸性から中性に寄っていきます。胃としては、食べ物を溶かすのは酸ですから、酸性の状態のほうが負担が少なくてすみ、消化が進みます。未消化だとお腹が痛くなったり、膨満感で苦しくなったりしてしまいます。

胃にしっかり働いてもらうために、食事中も胃の中を酸性に保つようにしましょう。**具体的な方法としては、お酢を使った料理を食べる、おかずにレモン汁を絞る、ごはんに梅干しを乗せるなどです。**フルーツ酢を水で割ったものもいいですね。十二指腸で鉄が吸収されやすくなります。ただし、胃弱の人には刺激が強すぎることもあるので体質に合わないようだとやめましょう。

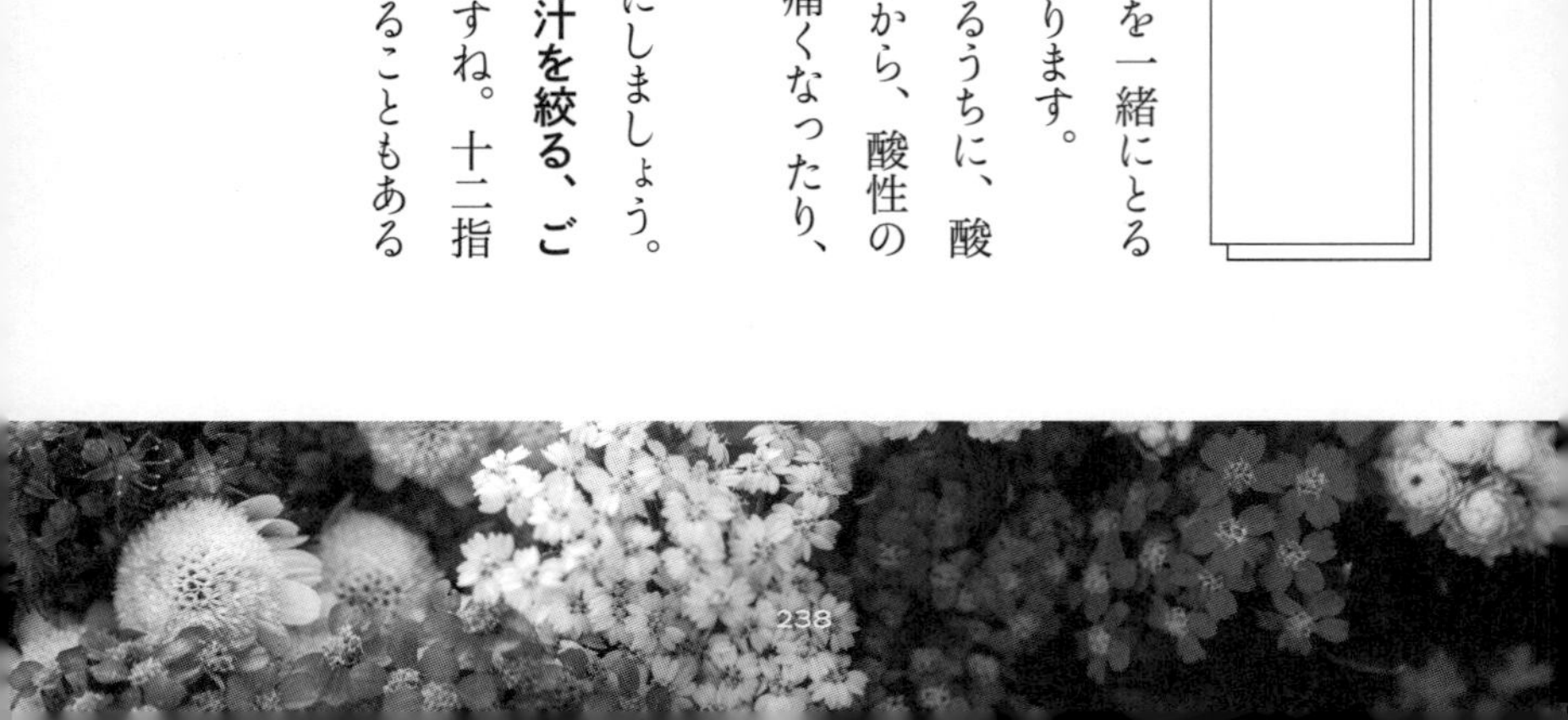

鉄分をとる裏技「鍋に鉄玉子を入れる」

「鉄の鍋を使うと鉄分がとれる」と聞いたことはあるでしょうか。

この話は、本当です。鍋から少しだけ鉄が溶け出して、鉄分をとることができます。

しかし、鉄鍋は手入れが面倒です。

そこで、鉄分をとる裏技として、鉄玉子というものがあります。鉄玉子は、その名の通り、鉄の玉です。鉄球を鍋や炊飯器に入れて、調理したりお湯を沸かしたりすると、鉄の鍋と同じような役割をします。カンボジアなどの国で実際に貧血対策として用いられています。

鉄球は、「鉄玉子」「鉄分補給」などで検索すると出てきます。安くてかわいいものが売っていますよ。

サプリメントでとりたい場合は注意してください。

サプリは安いものだとフェリチンは上がるのにヘモグロビンに輸送されず、ヘモグロビンは低いままになり健康を害してしまうケースがあります。サプリの選び方は、248ページを参考にしてください。**ただ、鉄はとりすぎるとよくないので、食品以外のアイテムをふたつ以上使用するのはやめましょう。**食品なら、いくらとっても問題ありません。

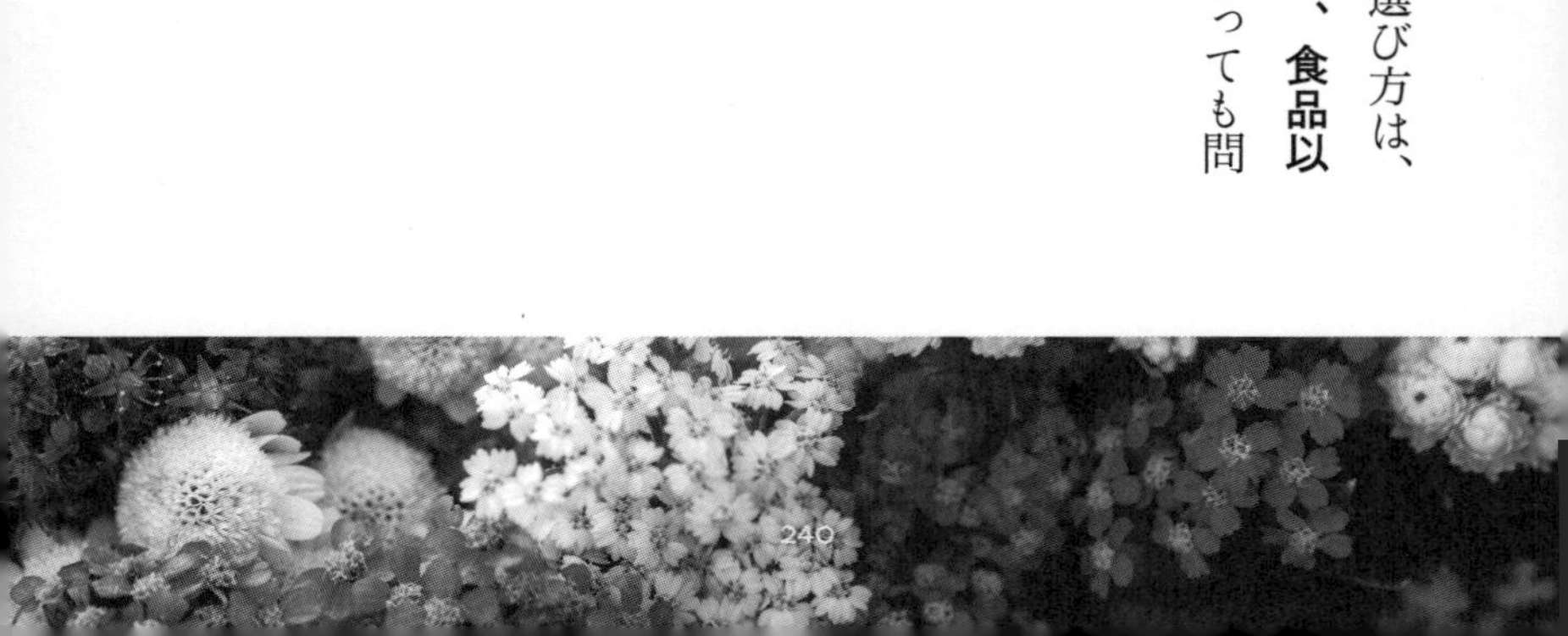

フェリチンを食事で増やすには4年ほどかかる

フェリチンが足りない「隠れ貧血」の人は、どのくらい栄養に気をつけていれば正常の範囲に戻るのでしょうか。

50～100mgの鉄剤を毎日とってヘモグロビンが改善するのは2～3ヶ月後です。フェリチンの回復は半年かかるというデータもありました（医薬品の鉄剤の効果を実証するための治験データ）。

鉄剤でこれだけかかるのですから、治療以外で貧血を改善するには、すごく時間がかかるということはおわかりいただけると思います。ましてや、フェリチンとなると数年単位になることもあります。

ほとんど0に近い状態から、どのくらいで回復したかを測った人がいますが、鉄分とたんぱく質を意識して食べるようにして、2年でようやく日本人の平均ぐらいのフェリチンの値（20ng／ml）になりました。

そこからさらに2年、引き続き鉄分とたんぱく質を意識して食べる生活を続けて、適正なフェリチンの値（40 ng／ml）に届いたそうです。これは、あくまで個人の事例ですが、時間がかかることは覚えておきましょう。

ただ、貧血を体質だと思って40年間放置していた人が、私の講演を聞いて鉄剤をとるようにし、ヘモグロビンもフェリチンも適正値になったら、驚くほど体が軽くなったそうです。心も明るくなり、生まれ変わったようですとわざわざお礼を伝えにきてくださいました。貧血はこうした感想を多くもらいます。貧血をそのままにしてしまっては人生が低空飛行になってしまいます。ぜひ改善して、生まれ変わりましょう。

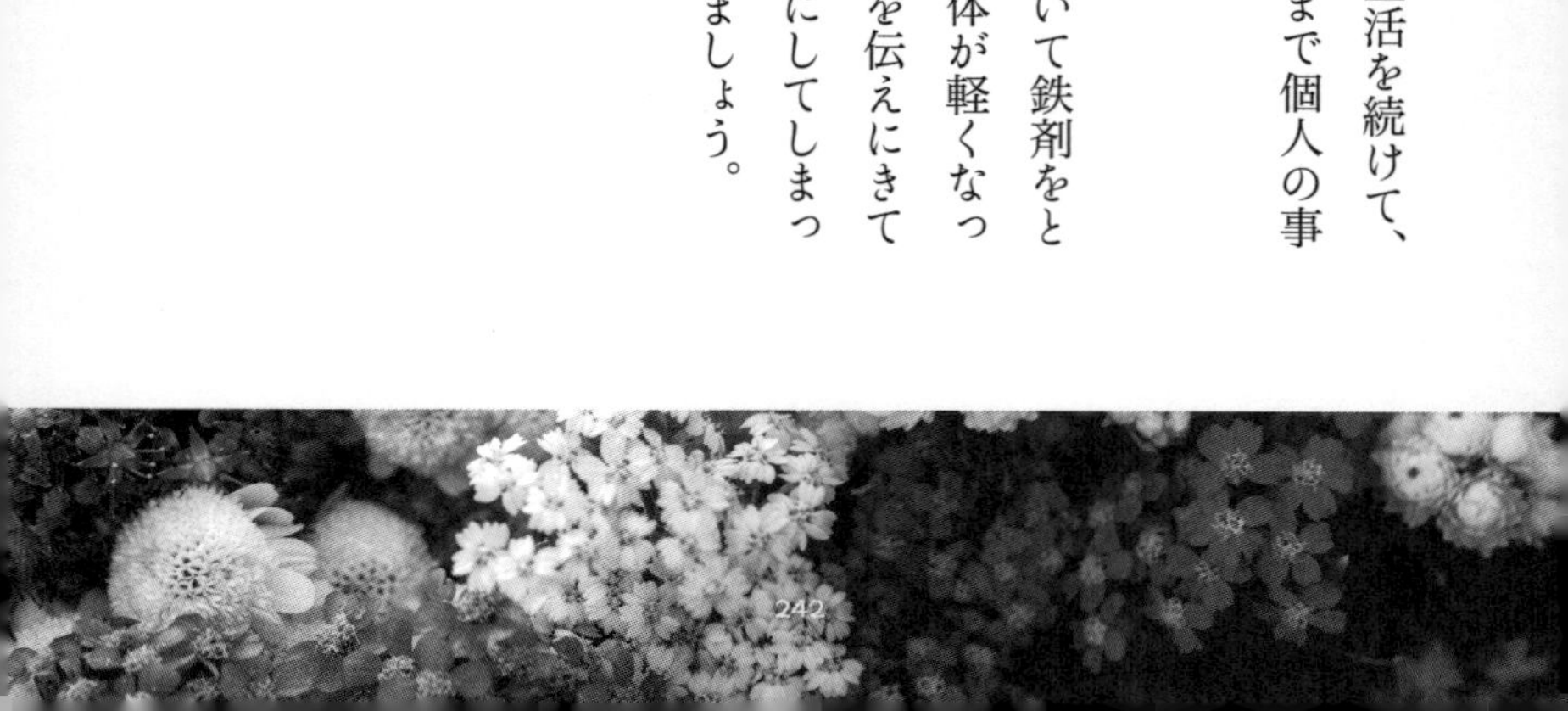

鉄は子宮を健康にする

鉄もビタミンDと同じく子宮を健康にします。

鉄が不足すると、プロゲステロンの合成がうまくいきません。プロゲステロンは妊娠するために必要なホルモンでしたね。また、量が減ったりすると生理不順の原因になります。

そして、鉄は排卵する前の卵子を育てるのに必要な栄養でもあります。ですので、鉄が不足すると、卵子が正しく育ちにくくなります。また、鉄が足りなくなると、卵子の質も低下してしまうことがあります。鉄は卵子にダメージを与える「活性酸素」から卵子を守るので、鉄が足りないと卵子がダメージを受けて、卵子の質が低下してしまいます。

と、完全に母乳の育児にしてしまうと、赤ちゃんが貧血になる可能性を高め、体の成長や脳の発達を阻害します。

お子さんの貧血には、お母さんの貧血の知識が影響しています。

二世代にわたって貧血の被害にあわずにすむよう、お産をする場合は､産む前から鉄のことを意識して､しっかり蓄えましょう。

COLUMN

産後うつにならないためにも鉄の知識をもつ

「産後うつ」がよく知られた言葉になってきました。産後うつとは、赤ちゃんを産んだ後に起こるうつのことです。新生児を育てる大変な時期と重なるため、お母さんが命を絶つなど、痛ましい事件も起こっています。

先ほど、セロトニンをつくるためには鉄が必要で、足りなくなるとうつのような症状が出ると説明しました。産後うつも同じメカニズムです。

妊娠中に多くの妊婦さんが貧血になりますが、貧血に一度もならなかった人でも、出産するときに多量出血により貧血になることがあります。

赤ちゃんは、お母さんから鉄をたくさんもらって産まれてきます。産まれたばかりの赤ちゃんのフェリチンの値は高く、母親のほうは低くなります。**出産後に貧血と判断されている人は、産後うつになる可能性が６倍になるというデータがあります。**

フェリチンがしっかりある人は、たとえ出血量が多くても、退院時にはすぐに回復することができます。産後うつにならないためにも、フェリチンの貯金はとても大切です。

また、赤ちゃんはお母さんからもらった鉄で、骨や脳を育んでいきます。早産や低出生体重児、あるいはお母さんが貧血だ間の少ないエリアに住んでいる場合や妊活期には、男性もぜひ日光を浴びましょう。ネガティブな気持ちを和らげたり、感染症への抵抗力を高めたり精子の運動率を高めたりします。

COLUMN

サプリメントに頼るなら、
鉄・ビタミンD・亜鉛

ここまでずっと、「栄養をとろう」というお話をしてきました。「それならサプリを飲めばいいのでは」と考える人もいるでしょう。でも、いちばんの基本は「栄養は食べ物から」です。その理由は、第２章で説明したプロテインと同じで、食品添加物です。また、人工的につくられた栄養素も避けてください。

「人工的に合成してつくられたもの」は、うまく体に吸収されず、分解するために肝臓に負担がかかることがあるからです。

ただ、栄養が明らかに足りていないというときだけ、サプリを使うようにするといいでしょう。食品添加物が多く入っているかどうかの見分け方は、次の項でお伝えします。

私の意見ですが、足りていない人が多くて「サプリを飲んでもいい」と考えている栄養素は、**一番が鉄、二番がビタミンＤと亜鉛です。**

もちろん、人によって足りない栄養素は違っていますから、自分に不足している栄養を選んで補うのが一番いいです。ただ、病院に行く女性の８割はこの３つの栄養が特に足りません。特に、鉄と亜鉛は効果をすぐ実感する人が多いです。

ビタミンＤは日光を浴びることでつくられるため、日照時

サプリメントは「何でできているかわかるもの」を選ぶ

サプリに食品添加物や人工的なものがどのくらい入っているかを見たいときは、裏側の原材料名を確認しましょう。**ここで見るべきは、材料に「天然のもの」が入っており、「人工的に合成してつくられたもの」が使われていないかのチェックです。**

前述しましたが、添加物が多いサプリで肝臓に負担をかけている人は多く、肝臓が悪くて病院にくる人は、半分が肝臓がんで、残りの半分は添加物の多いサプリのとりすぎだそうです。

では、原材料名を見て、「いい」ものとはなんでしょうか。

人工的に合成されていない「天然のもの」がいいのですが、こういったものは材料が何かはっきりと書かれています。たとえばモロヘイヤ、アセロラ、ケール、リンゴ、アスパラガス、オレンジなど。何からできているか、読んだだけで誰でもわかります。

ちなみに原材料名は量が多い順に書かれます。最初のほうに書かれているものはたく

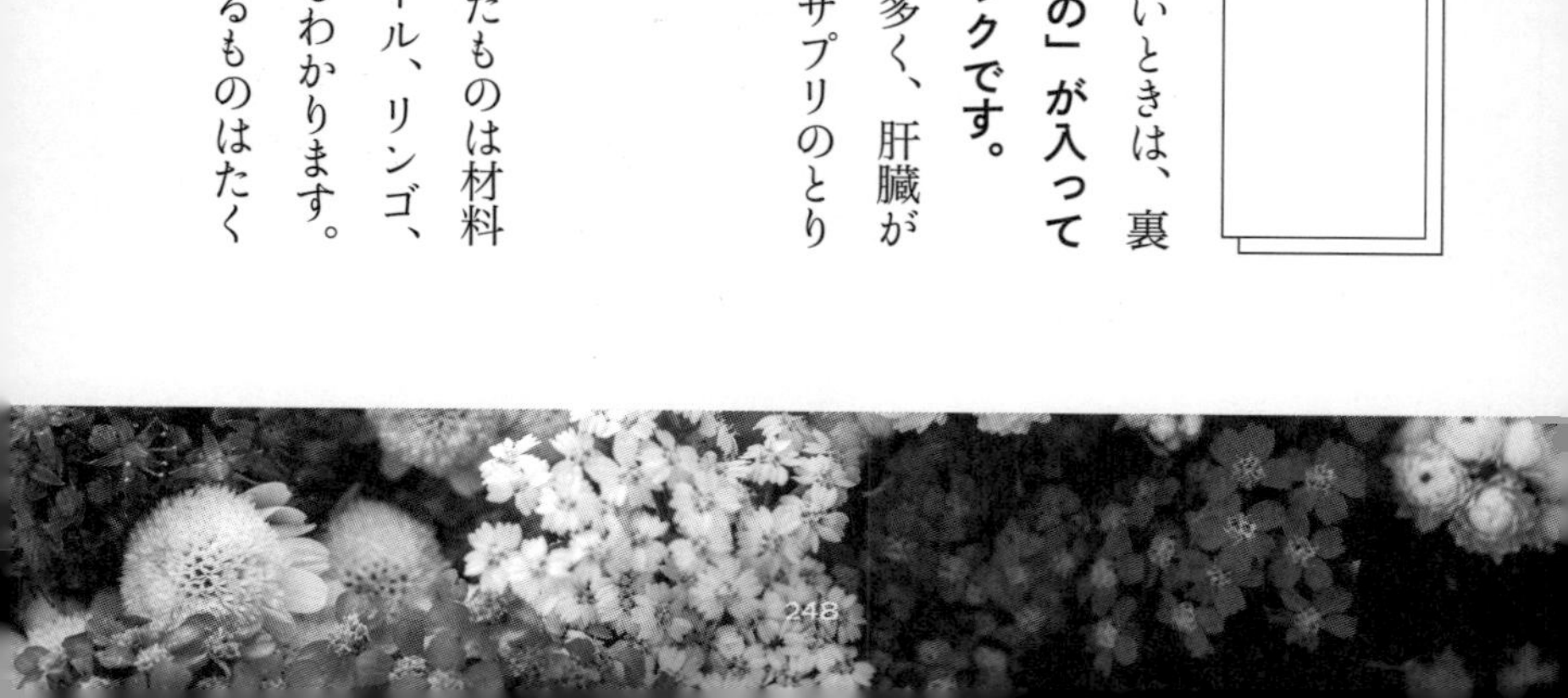

さん入っているもの、後ろのほうに書かれていくほど少なくなっていきます。

「○○乾燥物」「○○粉末」「○○抽出物」「○○濃縮物」はOKです。また、「○○加工物」は悪くはないけれど、どんな加工がされているのかわからないので、微妙なゾーンです。

反対に、「人工的に合成してつくられたもの」の例はこのようなものです。

・DHAのサプリによくある「精製魚油」……魚油（DHA・EPA）は、加熱にとても弱く、酸素によっても酸化しやすい弱点があります（刺身も1日待たずに変色してしまいますね）。魚から魚油だけを抽出し、カプセルにする過程で酸化している可能性があるため、加工方法が確認できるならチェックしましょう。

・葉酸のサプリによくある「麦芽糖」……大麦などを原料としている場合があり、アレルギーを引き起こすことがあります。

・葉酸のサプリによくある「ライスマグネシウム」……こんな名前の食べ物は聞いたことがないですよね。知らない名前のものは避けましょう。

他にも、はやりのサプリメントを調べてみたらほとんど炭だったとか、便秘薬が一部混じっていたなど、粗悪なものはたくさん出回っています。「何からできているのかわからないもの」が書かれていたら「人工的に合成してつくられたもの」である可能性が高いです。これらはできるだけ避けましょう。

同時に、添加物が少ないものも選びましょう。

サプリは錠剤の形にするため、添加物ゼロというのは無理です。ですから、いかに少ないかが大事です。

添加物は、原材料名の後に書かれているはずです。サプリに使われる代表的な添加物は、グリセリン、二酸化ケイ素、ショ糖、脂肪酸エステル、酸化チタン、乳化剤、増粘剤などです。これらが少ないものを選ぶようにしましょう。一粒あたりの栄養素が少ないほど、カプセルにするために、アレルギーを併発させる可能性のある小麦や麦芽糖を使っています。

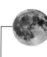

日本よりアメリカのほうがサプリの品質管理が厳しい

「これは安心して飲んでいいサプリですよ」というマークがあります。**それがGMPマークです。**これは、「国が定めた製造や品質の基準を、ちゃんと守っています」という印です。ですから、サプリを買うときは、ぜひGMPマークがついたものを選んでください。GMPマークは、日本にもアメリカにもあります。

ただ、「国が定めた製造や品質の基準」が、日本とアメリカでは大きく違います。たとえば成分が表示通りに入っているかどうかを確かめるために、日本では検査しなくてもOKですがアメリカは2回の検査が義務づけられています。

ほかにも、異物混入のための検査も、アメリカでは金属探知機での検査をしますが、日本ではしなくてもよいことになっています。専門機関の立ち入り検査も、アメリカでは抜き打ちで検査をしますが、これは日本ではありません。

そして、「こういう工程でつくってください」ということが書かれているガイドラインのページ数は、日本は５ページなのに対し、アメリカでは８１５ページです。

もちろん、日本でつくられたいいサプリもあります。ですが、アメリカのサプリのほうが進んでいるのは事実です。日本でつくられたもので、アメリカでの販売実績があるものなどは特に安心です。

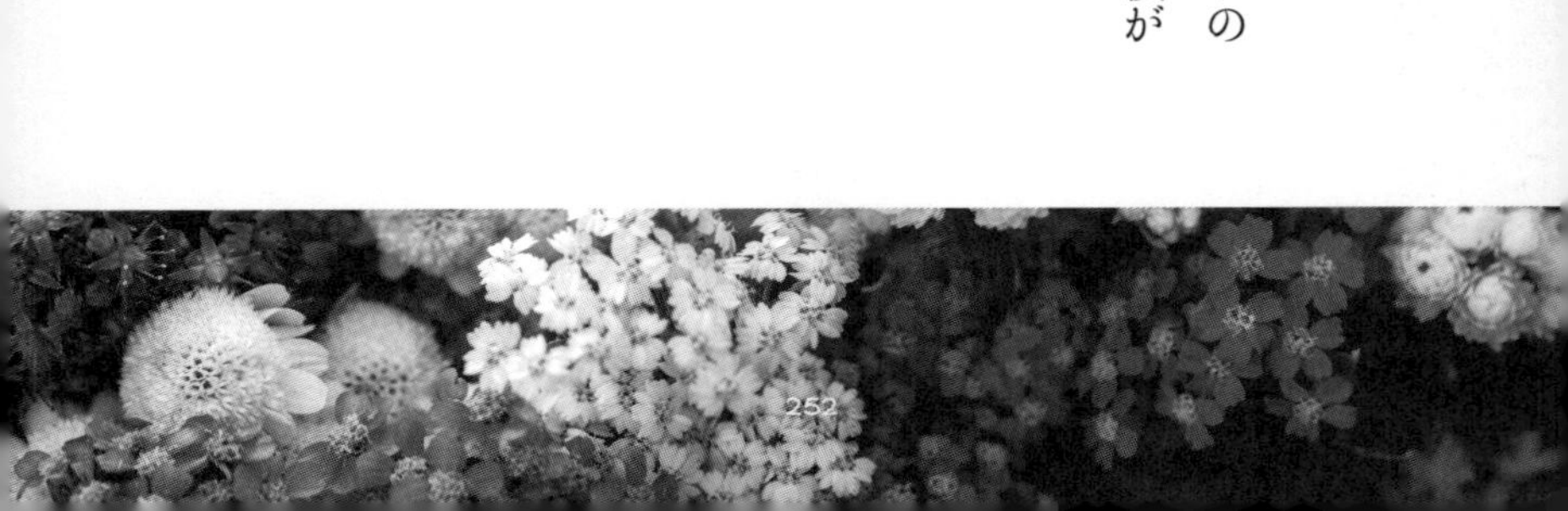

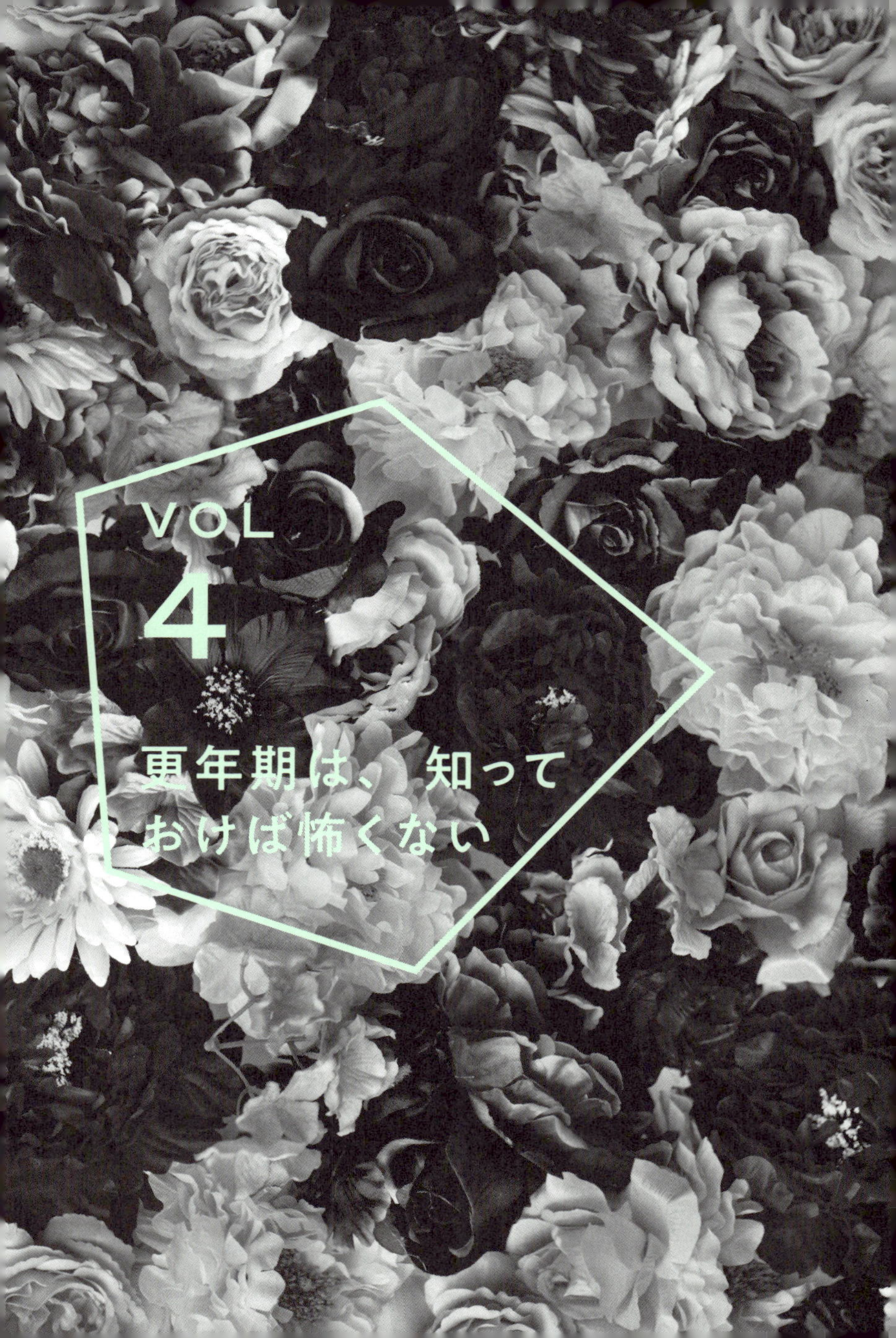

VOL

4

更年期は、知って おけば怖くない

日常生活に支障がある人は少ない

あなたは更年期についてどんなイメージを持っていますか？　「イライラする」「急に体が熱くなって汗が出る」「なんだか辛そう」というものでしょうか。

すべての女性に更年期はやってきます。更年期の症状が出て、病院に行くと、どのような治療をするか知っていますか？

更年期障害がひどい場合には、ホルモン療法や漢方、サプリメントや栄養指導などの治療を行います。ただ、そこまでいかない場合は「栄養や生活習慣に気をつけること」のみが指導されておわりです。

つまり、自分の栄養と日々の行動しか対処法がありません。

ただ、実際は病院に行くほど日常生活に支障が出る人は1割にも満たないというデータがあります。きちんと生活に気をつけていれば、快適にすごせます。更年期真っ最中の人はもちろん、それ以外の方も、更年期のことを知るだけで行動も変わるし、何より安心できるはずです。

更年期障害は生活習慣でよくなる

さきほど、更年期障害でひどい症状が出る人は、1割にも満たないといいました。ある調査によると、更年期の女性のうち、健康な人は約45%、更年期の症状が気になるけれど病院に行くほどではない人は約40%、病院に相談したい、治療したいと思っている人は約9%でした。つまり、ほとんどの人が病院に行かなくてもすんでいます。ただ、健康な人が半分以下というのも事実です。「病院に行くほどではない不調」をよくしていくにはどうしたらいいのでしょうか。

答えは、この本でここまで説明してきた通り、体に必要な栄養をとれる食生活を送ることと、運動や入浴の習慣などをつけることです。更年期障害の治療法は、どんな症状に対しても、減ってきた女性ホルモンを補うホルモン治療だけです。もちろん、眠れない人には睡眠薬を処方する、不安が強ければ精神安定剤を処方する、疲れがひどければ漢方を処方するなどもありますが、どれも対症療法です。

つまり、今のうちから生理痛やＰＭＳをよくする生活をしておくと、更年期になっても元気に過ごせる可能性が高いということです。

しかし、生活習慣の指導は、医者の専門ではないため、理解が進んでいない病院もあります。ですから、病院に行くほど症状がつらい人も、治療を受けながら自分で生活習慣を変えていくといいでしょう。

この章では、女性に必ずやってくる閉経がどのようなものなのか、どうすれば快適に迎えられるのかをお教えします。いつかは絶対くるのに、学校でもどこでも、誰にも教えてもらう場がないって、変なことですよね。ぜひ更年期について知っておいてください。

そもそも更年期とは何だろう

そもそも更年期とは、「幼年期」や「青年期」のような、人生のある一定の時期のことを指します。更年期は生理と同じく人によってばらつきがあり、閉経の前の5年間と、閉経の後の5年間の、計10年間のことをいいます。45歳で閉経した人なら、40〜50歳が更年期というわけです。

そして更年期には、体に不調が出る人が増えます。更年期に出る症状だから「更年期障害」というわけです。

大変そうな印象がある更年期障害ですが、お医者さんに聞くと、ホルモン治療が必要なほどひどくなる人はじつはそう多くありません。

本人が症状が出て辛いと希望した場合にはホルモン治療が必要と判断されますが、ホルモン治療を希望する人は1割にも満たないという調査報告があります。

日常生活に支障が出る場合には、産婦人科医に相談し、漢方やサプリメントなど、自分に合う治療法を見つけましょう。不必要に更年期に怯えることはないのです。

閉経は、最後の生理から1年間生理がこなかったら

この本の冒頭で、卵子がなくなれば閉経を迎えると説明しました。生理の周期が一定でなくなり、**最後の生理から1年間生理がこなかったら閉経です。**

日本人の閉経の平均年齢は、49・5歳です。45歳未満で自然閉経を迎える女性は約10%いて、56歳までに約90%の女性が閉経を迎えています。

子どもを生んでいる人は、閉経が遅いです。妊娠中と、赤ちゃんにおっぱいをあげている間は、生理がなくて排卵していないからです。子どもを産んでなくてずっと排卵があった人と比べると、まだ卵子が残っているからです。

閉経は遅すぎても早すぎてもダメ

日本女性の閉経はおおよそ50歳です。早い人では40代前半、遅い人では50代後半に閉経を迎えます。

では、閉経が早くきた場合（48歳未満）と、遅い場合（54歳以降）にはどのようなことがあるのでしょうか。日本女性を対象とした研究では、初経が早いほど、また、閉経が遅いほど乳がんや甲状腺がんなどになりやすいことがわかっています（ただし、出産の経験が多いほど乳がんの発症率は低下します）。

では、閉経が早いほうがいいのかというと、閉経が早い＝早くにエストロゲンが枯渇してしまうため、骨粗しょう症や動脈硬化などになりやすいことがわかっています。40歳未満での自然閉経は「早発閉経」と呼ばれ、医師による治療が必要です。

「私の閉経はいつ頃くるんだろう」と気になりますよね。40代に入ってから生理不順が数ヶ月続いた場合には、更年期に入った可能性があります。**さらに、60日以上生理がこなければ閉経移行の後期にあたり、閉経まであと1~3年と考えられています。**

こうした生理不順と、更年期の症状が閉経の訪れを告げるひとつのサインではあるものの、40代後半~50代前半は、子どもの受験や親の介護でも多忙な時期で、仕事も責任のあるポジションに就いていたりします。人生設計のためにも、できればそれよりもっと前に知りたいという人も多いでしょう。

残念ながら、閉経時期を正確に予測できるツールは開発されていません。

閉経は平均年齢で起こることが望ましいですが、英国の研究では、血糖値が急上昇しやすい精製された炭水化物（高ＧＩ食品）が閉経を早める可能性があり、魚類や大豆が遅らせる可能性があることがわかっています。

さらに、ベジタリアンの女性は、お肉を多く食べる女性より約1年閉経が早いという結果が出ましたが、肉をよく食べる女性でも、ポテトチップスやスナック菓子を多く食べる女性は閉経が約2年早かったことも明らかになっています。

更年期障害は、女性ホルモンの変化によって起こる

では更年期障害の症状とは一体なんでしょうか？　よく聞くのは、ほてりやめまい、頭痛や気分の落ち込みですが、「本当に更年期が原因なの？」と確証が持ちにくい症状です。めまいだったら三半規管が原因かもしれないし、頭痛なら頭に異常があるかもしれないですよね。精神的なものもPMSで挙げたものとかなり似ています。

医者が更年期障害だと診断するのは、それが「女性ホルモンが減っていることが原因」で「日常生活に支障が出るぐらい大変な症状」のことをいいます。

典型的な更年期の症状は、ホットフラッシュです。

ホットフラッシュとは、体がカーッと熱くなって、汗が出る症状です。

しかし、この症状以外は、医者でもしっかりとはわからないことがほとんどです。

更年期に起こる不調のこと全般を指すので、はっきりした病状がないのが正直なところです。

ただ、更年期の自覚症状は次の通りです。

1位　物忘れ
2位　肩こり
3位　倦怠感
4位　性欲の低下
5位　腰痛
6位　集中力の低下
7位　イライラ
8位　憂鬱
9位　頭痛、頭が重い
10位　冷え

これらを目安にしてください。

病院に行く基準は、「日常生活に支障が出ているかどうか」

この本の最初のほうで「生理周期が普通じゃなかったら病院へ」や「生理痛があったら病院へ」と、病院に行くべき判断基準について説明しました。

では更年期障害はどうかというと、「日常生活に支障が出たら」または「治したいと思ったら」病院に行きましょう。

更年期になれば、皆そこかしこに不調が出ます。関節が痛い、肩が痛い、疲れやすい、などです。だから、症状が気にならない程度だったら病院に行かなくてもいいでしょう。

更年期障害の症状はたくさんあるため、何科に行ったらいいかわからなくなるかもしれません。

もしわからないときは、まずは婦人科に行ってみることをおすすめします。

そうすれば、婦人科の先生が、「めまいがするならまずは耳鼻科に行ってみて」とか「関節が痛むなら整形外科に行ってみて」と旗ふりをしてくれます。

そして、他の科の検査で異常がなければ、「女性ホルモンが減ったことによる更年期障害の症状」という診断になります。そこから、患者さんの希望によって、女性ホルモンを追加する治療をしたり、漢方や薬を処方したりします。

そうやって、治療や処方をして、日常生活を普通に送れるようにしていきます。

更年期障害を治したいと思ったら、まずは婦人科に行ってみることをおすすめします。どんな症状でもまずは相談してみましょう。

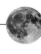

30代後半で「更年期」を疑う症状の人は疲れすぎ

「プレ更年期」という言葉を聞いたことがありますか？

30代後半から更年期障害のような症状が出ることを、「プレ更年期」と呼ぶことがあります。

この「プレ更年期」は医学的な言葉ではなく、病院では使いません。「プレ更年期」には、はっきりした定義もありません。

しかし、だいたい30代後半から更年期障害のような症状が出る人も多いことから、この言葉を聞いたことがあるのでしょう。ちょうどこの「プレ更年期」にあたる年代の人たちは、子育てや仕事、親の介護など、個人的にも社会的にもハードに動くことが多い時期です。

さらに、忙しくて正しい食生活を送れなかったり、睡眠時間が足りなかったりと、生活習慣が乱れがちです。20代の頃に頑張れたことができなくなることもあります。

これらが原因で、更年期のような症状が出る人が多く「プレ更年期」と呼ばれるようになったと考えられます。

ですから「プレ更年期」の症状は、忙しい生活の結果起こったことです。普通の更年期障害は「女性ホルモンが減ってくること」が原因で起こると先ほど説明しましたが、それとは別物です。

つまり「プレ更年期」は、更年期と同じ症状が出るけれど、原因は「女性ホルモンが減ったこと」ではありません。そんなときこそ、しっかりと栄養をとることを心がけてください。忙しくても、食べるときにちゃんとした知識さえあれば、賢く乗り越えられます。

プレ更年期のような症状が出る人に多いのが貧血です。貧血になると、朝に起きられない、冷え性、疲れやすいなど、更年期障害に似た症状が出ます。

閉経で気をつけるのは骨

閉経を迎えるにあたり、一番気をつけるべきは骨です。閉経を迎えると骨の強さである骨密度がガクッと下がります。第1章でいいましたが、**男性の頭髪が薄くなる代わりに、女性は骨が弱くなります。**

生理を起こすのは、女性ホルモンのエストロゲンでした。これは、骨にカルシウムを吸着して、骨を強くもしています。つまり、閉経でエストロゲンの量が減っていくと、骨が弱くなっていきます。

「では、閉経したらしっかりカルシウムをとるようにしよう」と思いましたか。じつは、残念ながらそれでは遅いのです。

それは、骨の特性もあります。次の項目で説明します。

骨は、強くするというより「キープする」のが基本

大人になってしまうと、骨は残念ながら、がんばったからといって今よりも強くなることはありません。

骨密度は、エストロゲンと連動しているのですが、初経がくる10歳ぐらいから上がり始めて、女性ホルモンが最高になる20歳頃にもっとも強くなってそこでピークを迎えます。そのあとは弱くなっていきます。そして、閉経を境にガクッと下がります。

この曲線は、みんな同じです。

ただ、曲線の形は同じといえども、水準を高めにすることはできます。**いかにそれぞれの局面で、骨を強く保つ努力をするかが大事です。**

骨が強い人の特徴は
子供の頃「学校が遠かった」「和食が多かった」

それでは、まず自分の子どもの頃を振り返ってみましょう。一番いいのは、やはり骨が強くなり始める子どもの頃に強くしておくことです。あなたは、小学生や中学生の頃、登下校でどのくらい歩いていましたか？

10歳ぐらいから骨密度が上がり始めて、20歳でピークを迎えると説明しましたが、**ちょうどこの、骨密度が上がり始める時期にしっかり運動したり栄養とカロリーをとったりしていると、骨密度が高くなります。**

運動がなぜいいかというと、骨への刺激が骨密度に影響しているからです。子どもの頃に、通学でたくさん歩いていた人は骨密度が高い傾向にあります。

もちろん、運動部だった人もとてもいいです。ちなみに、特に骨密度が高かった部活は、剣道、バスケットボール、バレーボール、バドミントン、テニスなどです。裸足だったり、飛んだり跳ねたりして、骨に刺激を与えるスポーツをやっていた人は、骨密度が高い傾向にあります。

また、骨密度が高い傾向にある人は、赤ちゃんのときに立った年齢が早かったり、はじめての生理の年齢が早かった人です。発達が早いということは、しっかり栄養がとれているということです（早過ぎる場合は問題があることもあります）。そして、栄養がとれているということは、骨密度も高い、ということです。

子供の頃、緑黄色野菜と海藻をよく食べていた人も高いです。これは、野菜や海藻が骨にいいというわけではありません。**野菜や海藻が出てくるようなバランスのよい食事だからです。**

ちなみに、「骨には牛乳」というイメージがありますが、「乳製品のみ」と骨密度は関係ないという報告もあります。乳製品にプラスして、骨へのカルシウムの吸着を助けるビタミンDが配合されているかどうかなどによっても違いそうです。

そうはいっても、これらは子どもの頃の話で、今さらどうしようもないですよね。もし、骨密度が高い傾向のどれにも当てはまらない人は、今から骨をキープできるように頑張りましょう。その方法は、このあとお教えします。

また、子育て中の方や、身近にお子さんがいらっしゃる方は、ぜひ骨を強くする方法を教えてあげてください。

骨を強くする栄養素は、女性にとって必要なものと一緒

子ども時代に骨が強くなることをしていなくても、「もう手遅れなのかな」と不安になることはありません。大人になってから気をつければいいのです。ぜひ、下降の線ががくっと落ちないように、キープを心がけましょう。

骨の強さをキープするのも、方法はさきほどお伝えしたものと同じです。「食事」と「骨への刺激」が基本です。

骨をつくっている栄養素は、ひとつではありません。たんぱく質、カルシウム、マグネシウム、ビタミンDが骨をつくる上で必須の栄養素です。

骨はコラーゲンが土台になってできていて、そこにカルシウムとマグネシウムを取り込んでいます。コラーゲンのもとはたんぱく質です。ですので、たんぱく質もしっかりとりましょう。**これ、生理を快適にすごすための栄養素と一緒なのに気づきまし**

たか？

たんぱく質とマグネシウムが入った食品は、第2章で説明した納豆、豆乳、しらすなどでした。そしてカルシウムは、牛乳、ヨーグルト、チーズ、豆腐、納豆、小魚などです。野菜だと小松菜、水菜やひじきにたくさん入っています。

じつは、たんぱく質とカルシウム、マグネシウムが多い食品は共通するものが多いので覚えやすいです。

それから、すでに説明したとおり、食品添加物のリン酸塩は、骨からカルシウムを溶かしてしまいます。だから、リン酸塩が入っているスナック菓子やインスタント食品は、つきあい方を考えてみましょう。

もちろん、大好きなものを我慢するのは、何のための健康なのかわからなくなりますが、それでも、知っているのといないのとでは雲泥の差です。

骨を強くする食べ物は、生理痛やPMSをよくする食べ物と共通しています。たんぱく質、マグネシウム、カルシウム、ビタミンDをとることを心がけましょう。

ちなみに、ハリウッド女優のグウィネス・パルトロウは、動物性たんぱく質を一切口にしないヴィーガンになりましたが、撮影中にもたびたび骨折をし、計10回も骨折しているそうです。

ビタミンDは骨を強くする役割もあります。動物性たんぱく質を控えることは、本当に大切な栄養を失うことです。特に、妊娠中の制限については控えるように勧告している学会も多いです。

骨に刺激を与えれば、骨は強くなる

栄養がとれたら、もうひとつ骨を強くするためにすることがあります。それは、骨に刺激を与えることです。

骨は、いつも少しずつつくり変えられていて、だいたい3〜5年で全身の骨が入れ替わります。

骨に刺激を与えることで、古いカルシウムが骨から溶け出し、新しいカルシウムが入るスペースができます。ちなみに、この骨への刺激は、ちょっとした衝撃を積み重ねるので十分です。**階段を使ったり、ちょっと飛び跳ねたりする程度です。**日常的に骨への刺激を与えていきましょう。

骨のために一番いいのは、ジャンプすることです。単純にジャンプをしてもいいですし、自宅でできるトランポリンや縄跳びをするのもいいでしょう。骨に負荷をかける、という意味ではちょっとの間、片足立ちをするのもおすすめです。信号を待ったり、コピーをとる間など、すきま時間を見つけてぜひやってみてください。

最新の研究では、歳を重ねるほど頭蓋骨の骨密度が低くなります。すると、第2章でも説明しましたが、眼球の凹みが広がって顔に影ができたり、骨が縮んで皮膚が余るので、たるみやシワができます。**いわゆる「老け顔」は頭蓋骨の骨の量が大きな影響を与えているのです。**ちなみに、老け顔になるのは、顔の脂肪が少ないことも要因です。「顔が若い」ということは栄養状態がいいということでもあります。

「骨の強さをキープすること」は、閉経後の骨密度低下による骨折を防ぐだけでなく、見た目の若さを叶えてくれるものでもあることを覚えておきましょう。

屋内で水泳をしている人は意外と骨密度が低いです。理由は、水泳は骨に刺激を与える動きではないからです。ぜひ、地面で飛んだり跳ねたりしてみてください。

日々の生活で骨に刺激を与えて、健康寿命をのばしていきましょう。

老後のためにも骨を強くしておく

また、老後のためにも骨を強くしましょう。年をとったときのために、骨密度をキープしておくことは、とても大切です。

人生はもう100年時代。私たちは、100歳まで生きるのが当たり前になるといわれています。

しかし、なんと70歳以上の女性の約半分は骨粗しょう症です。人生の残りの30年間、骨が弱いまま生活していくのは不安ですよね。

特にお年寄りの女性に多いのが大腿骨《だいたいこつ》の骨折です。大腿骨とは脚のつけ根のところの骨で、少し細くなっています。骨が弱くなっていると、転んだりぶつけたりするだけで、大腿骨は折れてしまいます。

大腿骨を骨折すると、完全に治るまでに1～2年かかってしまいます。その間に筋力が弱くなって寝たきりになることも多いです。**女性が寝たきりになる一番のリスクが、この大腿骨骨折だといわれています。**

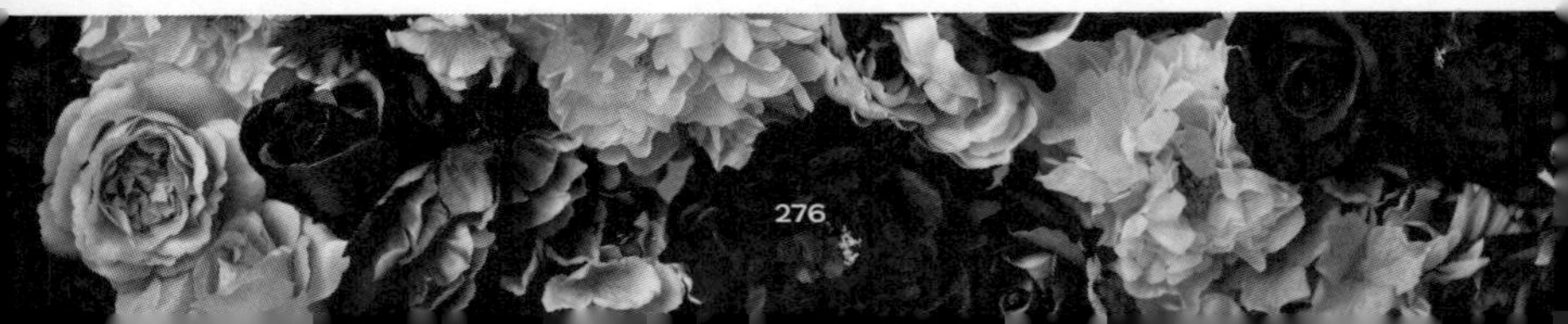

骨密度が測れたらラッキーなので機会があれば測る

「自分の骨密度を知りたい」と思った人もいるかもしれません。骨密度はこんなところで測ることができます。

・健康診断で骨密度を追加する

健康診断のオプションでつけられるところがあります。「骨粗しょう症検査」などの名前が、骨密度の検査です。

・婦人科などの病院

骨密度の測定器が置いてあるところがあります。子宮頸がんや乳がんの定期検診のときに、尋ねてみるといいでしょう。

・自治体やスポーツセンターなどのイベント

定期的に骨密度の測定会をやっているところがあります。

測れる機械を置いているところは少ないので、チャンスがあったら測ってみてください。

う。

ここで追加したのは、⑥の蛋白と⑦のアルブミンです。このふたつで、体内の栄養不足がわかります。栄養は、食べてもそのまますべて吸収されるわけではなく、個人差があるといいましたが、このふたつを測ることで、どのくらい吸収されているかがわかります。

ちなみに、高齢者はこのアルブミンの血中濃度が低下してくると要介護になりやすくなります。６年以内の死亡リスクが上昇するので、「寿命予測マーカー」と呼ばれることもあります。

COLUMN

健康診断で追加すべき項目

この本を通じて、健康診断には入っていないけれど、オプションで追加したほうがいいものを紹介してきました。パラパラと出てきたので、ここでまとめておきます。また、そのほかにも追加したらいいものがありますので、ここでご紹介します。

これらは、病院によって追加できないものもあるかもしれませんが、できる範囲で測っておくと安心です。

① 甲状腺
② フェリチン
③ 亜鉛
④ ビタミンD
⑤ 骨密度
⑥ 蛋白
⑦ アルブミン

甲状腺は、第1章でも説明した通り、女性に異常が出るケースが多いです。②〜④のフェリチン・亜鉛・ビタミンDも不足している人が多く、骨密度は、先ほど説明した通りです。特に鉄分や亜鉛は、十分な値にすることで元気を実感する人が多いので、自分が不足していることがわかっておくといいでしょくなります。それ以上に、自分に合った体調管理がしたい人は、アプリを使ってみるのもよいでしょう。

▷ QR コード

iPhone はこちら　　Android はこちら

あなたの生理をタイプ別診断してみよう

私たちとユニ・チャームが共同で「ソフィ　生理日管理＆生理不調ケア」というアプリをつくりました。

このアプリに生理の状態や体調を記録すると、24の体質タイプの中から、あなたはどれに当てはまるのか診断します。

この24タイプは、「体型４タイプ×生理痛・ＰＭＳの症状６タイプ」をかけ合わせたものです。

たとえば、やせ体型×月経痛もＰＭＳもない人なら、「エネルギー不足型」。

ぽっちゃり×精神的なＰＭＳがある人なら「栄養過多のモヤモヤ型」、といったように分類されます。

そして、診断されたあなたのタイプに合ったアドバイスをしていきます。アドバイスの内容は、朝ごはんの徹底、朝日を浴びる、マグネシウムを意識する、お酒の量を見直すなど、食事と生活習慣に関することです。

この24タイプは、私たちがこれまで調査してきた内容がもとになっています。女性の食事や生活習慣、体型、そして生理痛・ＰＭＳの症状がある人の特徴を分析してできました。

この本に書いてあることを実践すれば、生理痛やＰＭＳはよ

献立の例

刺身・寿司・鍋・鮭フレーク・ツナ・サバ缶・つみれ・干物・味噌煮・煮付け

そぼろ・肉団子・生姜焼き・親子丼・牛丼・肉巻き・肉詰め・肉じゃが

納豆チャーハン・高野豆腐の味噌汁・鍋・肉豆腐・納豆パスタ・麻婆豆腐

冷凍里芋の味噌汁・そぼろ餡掛け・筑前煮・肉じゃが・ポトフ・トマト煮・煮っころがし

鍋・ホイル焼き・ソテー・味噌汁・炊き込みご飯・マリネ・パスタ

味噌汁・のり巻き・サラダ・酢の物・ナムル・スープ・おにぎり

□ 魚介類 □ 肉類 □ 卵類 □ 乳製品 □ 大豆製品	□ 緑黄色野菜 □ 果物類 □ いも類 □ 海藻類 □ きのこ類	□ 魚介類 □ 肉類 □ 卵類 □ 乳製品 □ 大豆製品	□ 緑黄色野菜 □ 果物類 □ いも類 □ 海藻類 □ きのこ類
□ 魚介類 □ 肉類 □ 卵類 □ 乳製品 □ 大豆製品	□ 緑黄色野菜 □ 果物類 □ いも類 □ 海藻類 □ きのこ類	□ 魚介類 □ 肉類 □ 卵類 □ 乳製品 □ 大豆製品	□ 緑黄色野菜 □ 果物類 □ いも類 □ 海藻類 □ きのこ類
□ 魚介類 □ 肉類 □ 卵類 □ 乳製品 □ 大豆製品	□ 緑黄色野菜 □ 果物類 □ いも類 □ 海藻類 □ きのこ類	□ 魚介類 □ 肉類 □ 卵類 □ 乳製品 □ 大豆製品	□ 緑黄色野菜 □ 果物類 □ いも類 □ 海藻類 □ きのこ類
1週間を振り返ってみよう 7日間のうち、何日食べたか チェックしてみましょう！ 不足しやすい食材と栄養を 把握することができます。		□ 魚介類 □ 肉類 □ 卵類 □ 乳製品 □ 大豆製品	□ 緑黄色野菜 □ 果物類 □ いも類 □ 海藻類 □ きのこ類

魚介類	肉類	卵類	乳製品	大豆製品
／WEEK	／WEEK	／WEEK	／WEEK	／WEEK

緑黄色野菜	果物類	いも類	海藻類	きのこ類
／WEEK	／WEEK	／WEEK	／WEEK	／WEEK

1週間で食べたものチェックリスト

栄養の偏りがないか、食べたものにチェックをつけて
1週間ごとにチェックしてみましょう

魚介類　肉類　卵類　乳製品　大豆製品
緑黄色野菜　果物類　いも類　海藻類　きのこ類

1ブロックを1日として、食べた食材にチェックをつけましょう。

☐ 魚介類 ☐ 肉類 ☐ 卵類 ☐ 乳製品 ☐ 大豆製品	☐ 緑黄色野菜 ☐ 果物類 ☐ いも類 ☐ 海藻類 ☐ きのこ類	☐ 魚介類 ☐ 肉類 ☐ 卵類 ☐ 乳製品 ☐ 大豆製品	☐ 緑黄色野菜 ☐ 果物類 ☐ いも類 ☐ 海藻類 ☐ きのこ類
☐ 魚介類 ☐ 肉類 ☐ 卵類 ☐ 乳製品 ☐ 大豆製品	☐ 緑黄色野菜 ☐ 果物類 ☐ いも類 ☐ 海藻類 ☐ きのこ類	☐ 魚介類 ☐ 肉類 ☐ 卵類 ☐ 乳製品 ☐ 大豆製品	☐ 緑黄色野菜 ☐ 果物類 ☐ いも類 ☐ 海藻類 ☐ きのこ類
☐ 魚介類 ☐ 肉類 ☐ 卵類 ☐ 乳製品 ☐ 大豆製品	☐ 緑黄色野菜 ☐ 果物類 ☐ いも類 ☐ 海藻類 ☐ きのこ類	☐ 魚介類 ☐ 肉類 ☐ 卵類 ☐ 乳製品 ☐ 大豆製品	☐ 緑黄色野菜 ☐ 果物類 ☐ いも類 ☐ 海藻類 ☐ きのこ類
1週間を振り返ってみよう 7日間のうち、何日食べたか チェックしてみましょう！ 不足しやすい食材と栄養を 把握することができます。		☐ 魚介類 ☐ 肉類 ☐ 卵類 ☐ 乳製品 ☐ 大豆製品	☐ 緑黄色野菜 ☐ 果物類 ☐ いも類 ☐ 海藻類 ☐ きのこ類

魚介類	肉類	卵類	乳製品	大豆製品
／WEEK	／WEEK	／WEEK	／WEEK	／WEEK

緑黄色野菜	果物類	いも類	海藻類	きのこ類
／WEEK	／WEEK	／WEEK	／WEEK	／WEEK

参考文献

Ali N. Role of vitamin D in preventing of COVID-19 infection, progression and severity. J Infect Public Health. 2020 Oct;13(10):1373-1380.

Bertone-Johnson ER, et al. Anti-Müllerian hormone levels and incidence of early natural menopause in a prospective study. Hum Reprod. 2018 Jun 1;33(6):1175-1182.

Bolúmar F, et al. Caffeine intake and delayed conception: a European multicenter study on infertility and subfecundity. European Study Group on Infertility Subfecundity. Am J Epidemiol. 1997 Feb 15;145(4):324-334.

Bourre JM. Dietary omega-3 fatty acids for women. Biomed Pharmacother. 2007 Feb-Apr;61(2-3):1051-112.

Cito G, et al. Vitamin D and Male Fertility: An Updated Review. World J Mens Health. 2020 Apr;38(2):164-177.

De Souza MJ, et al. The Role of Energy Availability in Reproductive Function in the Female Athlete Triad and Extension of its Effects to Men: An Initial Working Model of a Similar Syndrome in Male Athletes. Sports Med. 2019 Dec;49(Suppl 2):125-137.

Dunneram Y, et al. Dietary intake and age at natural menopause: results from the UK Women's Cohort Study. J Epidemiol Community Health. 2018 Aug;72(8):733-740.

Frisch RE, et al. Height and weight at menarche and a hypothesis of critical body weights and adolescent events. Science. 1970 Jul 24;169(3943):397-399.

Frisch RE. Fatness of girls from menarche to age 18 years, with a nomogram. Hum Biol. 1976 May;48(2):353-359.

Fumoto M., et al. Appearance of high-frequency alpha band with disappearance of low-frequency alpha band in EEG is produced during voluntary abdominal breathing in an eyes-closed condition. Neurosci Res 2004; 50:307-317.

Furutani A, et al. Fish Oil Accelerates Diet-Induced Entrainment of the Mouse

Peripheral Clock via GPR120. PLoS One. 2015 Jul 10;10(7):e0132472.
Hibbeln JR. Fish consumption and major depression. Lancet. 1998 Apr 18;351 (9110):1213.
Huddleston HG, et al. Racial and ethnic disparities in reproductive endocrinology and infertility. Am J Obstet Gynecol 2010 May;202(5):413-419.
Jafari F, et al. Zinc Supplementation on Physical and Psychological Symptoms, Biomarkers of Inflammation, Oxidative Stress, and Brain- Derived Neurotrophic Factor in Young Women with Premenstrual Syndrome: a Randomized, Double-Blind, Placebo-Controlled Trial. Biol Trace Elem Res. 2020 Mar;194(1):89-95.
Jensen A, et al. Chances of live birth after exposure to vitamin D-fortified margarine in women with fertility problems: results from a Danish population-based cohort study. Fertil Steril. 2020 Feb;113(2):383-391.
Karacin O, et al. Serum vitamin D concentrations in young Turkish women with primary dysmenorrhea: A randomized controlled study. Taiwan J Obstet Gynecol. 2018 Feb;57(1):58-63.
Kassebaum NJ, et al. A systematic analysis of global anemia burden from 1990 to 2010. Blood. 2014 Jan 30;123(5):615-24.
Kynast-Gales SA, et al. Effect of caffeine on circadian excretion of urinary calcium and magnesium. J Am Coll Nutr. 1994 Oct;13(5):467-472.
Luk J, et al. Relevance of vitamin D in reproduction. Hum Reprod. 2012 Oct;27 (10):3015-3027.
Maryam Rezaeyan, et al. The impact of extra virgin olive oil on primary dysmenorrhea in comparison to the ibuprofen. Scholars Research Library, Der Pharmacia Lettre, 2015, 7(11):212-216.
Mohri Y., et al. Prolonged rhythmic gum chewing suppresses nociceptive response via serotonergic descending inhibitory pathway in humans. Pain 2005;118:35-42.
Nakamura H. Effects of Protein-deficient Diets on Liver and Serum Lipids in Mice. Kawasaki Medical Welfare Journal. Vol.27, No.2, 2018 457-462.
Nakatani Y., et al. Augmented brain 5-HT crosses the blood-brain barrier through the 5-HT transporter in rat. Eur J Neurosci. 2008; 27: 2466-2472.
Onieva-Zafra MD, et al. Relationship between Diet, Menstrual Pain and other Menstrual Characteristics among Spanish Students. Nutrients. 2020 Jun 12;12 (6):1759.
Pasricha SR, et al. Iron deficiency. Lancet. 2021 Jan 16;397(10270):233-248.
Rudick B, et al. Characterizing the influence of vitamin D levels on IVF

outcomes. Hum Reprod. 2012 Nov;27(11) :3321-3327.
Sadeghi N, et al. Vitamin E and fish oil, separately or in combination, on treatment of primary dysmenorrhea: a double-blind, randomized clinical trial. Gynecol Endocrinol. 2018 Sep;34(9) :804-808.
Satoko Ohmatsu, et al. Activation of the serotonergic system by pedaling exercise changes anterior cingulate cortex activity and improves negative emotion. Behav Brain Res. 2014 Aug 15;270:112-7.
Su KP, et al. Omega-3 fatty acids in major depressive disorder. A preliminary double-blind, placebo-controlled trial. Eur Neuropsychopharmacol. 2003 Aug;13 (4) :267-271.
Takasu NN, et al. Recovery from Age-Related Infertility under Environmental Light-Dark Cycles Adjusted to the Intrinsic Circadian Period. Cell Rep. 2015 Sep 1;12(9) :1407-1413.
Tomio K, et al. Omega-3 polyunsaturated Fatty acids suppress the cystic lesion formation of peritoneal endometriosis in transgenic mouse models. PLoS One. 2013 Sep 10;8(9) :e73085.
Williams NI, et al. Female Athlete Triad: Future Directions for Energy Availability and Eating Disorder Research and Practice. Clin Sports Med. 2017 Oct;36(4) :671-686.
厚生労働省「国民健康・栄養調査」(2009年)
厚生労働省「国民健康・栄養調査」(2015年)
上澤悦子「日本人女性のAMHレベルと生活習慣、母娘の世代間妊孕性の関連」金原出版 産婦人科の実際. VOL.64(9) ,1197 - 1204,2015.(査読無)
長瀬博文「超音波式踵骨骨量測定装置を用いた骨量とその関連要因についての横断的研究」日本公衛誌. 1999; 46-9, 799-810.
目崎登『女性スポーツの医学』文光堂, 1997.
公益社団法人 日本産科婦人科学会「HUMAN+ 女と男のディクショナリー」
2014年度(第１期)「まるのうち保健室報告書」一般社団法人Luvtelli
2015年度(第２期)「まるのうち保健室報告書」一般社団法人Luvtelli
2016年度(第３期)「まるのうち保健室報告書」一般社団法人Luvtelli
2017年度(第４期)「まるのうち保健室報告書」一般社団法人Luvtelli
2018年「京都保健室白書」一般社団法人Luvtelli
Black SM, et al. The mitochondrial environment is required for activity of the cholesterol side-chain cleavage enzyme, cytochrome P450scc. Proc Natl Acad Sci U S A. 1994 Jul 19;91(15) :7247-51.
Schiffer L, et al. Human steroid biosynthesis, metabolism and excretion are differentially reflected by serum and urine steroid metabolomes: A comprehensive review. J Steroid Biochem Mol Biol. 2019 Nov;194:105439.
働く女性の健康増進調査 2018　日本医療政策機構March 22, 2018

細川モモ

◉予防医療・栄養コンサルタント
◉一般社団法人ラブテリ代表理事

両親の闘病をきっかけに予防医学を志し、米国で栄養疫学と出会う。International Nutrition Supplement Adviser を取得後、09年に日米の専門家チーム「ラブテリ トーキョー&ニューヨーク」を発足。母子健康をテーマとした共同研究を複数手がける。14年に三菱地所と働く女性のための「まるのうち保健室」を立ち上げ、「働き女子1,000名白書」を発表。以後、全国で保健室を開催し、女性のヘルスリテラシー向上と大規模調査を行っている。2万人を超えるデータをメディアや自治体、企業に提供することで女性の健康を支える社会環境づくりに取り組み、日本栄養士会「84セレクション」他、複数のアワードを受賞。生理用品No.1ブランド“ソフィ”の生理管理アプリを開発・監修。

▷保健室 QR コード

佐藤雄一【監修】

医学博士　日本産科婦人科学会専門医　順天堂大学非常勤講師

女性医学や生殖内分泌を専門とし、女性の健康サポートのための「フィーカ レディースクリニック」を東京日本橋に開設。女性の生涯にわたるメディカルアドバイザーであることをライフワークとし、プレコンセプションケアの観点から食事や栄養、運動など生活習慣の大切さを指導している。女性アスリートの健康支援や子宮頸がん、乳がん予防や検診率向上に向けた活動にも力を入れている。

現在産科婦人科舘出張佐藤病院院長と佐藤病院グループ代表（医療法人舘出張佐藤会、NPO法人ラサーナ、一般社団法人コトハバ）を兼務している。

著書『今日から始めるプレコンセプションケア』（メディカルウィズ）

奈良岡佑南【監修】

博士(医学)。

順天堂大学スポーツ健康科学部卒。同大学院医学研究科修了。大学にて再生医療分野の基礎研究、及び女性アスリートのコンディショニングに関する研究を行っている。予防医学を第一線で研究する一般社団法人Luvtelliのサポートにあたり、これまでに7,000名以上の女性の体組成や不定愁訴と栄養素の関連について分析・研究を行う。また、大学生の運動・健康指導を行うなど、研究から実践まで幅広く活動している。

協力　ユニ・チャーム（株）
高畑宗明（農学博士）
ラブテリ研究チーム:横尾美星/三栖茉奈美/田渕泰奈/宮木弘子/来住野麻美

※この本でお伝えしてきた通り、現在の生理/PMSについては医学的な研究が少なく、解明されていないことが多くあります。監修は、それを含んだ上で行っています。

生理で知っておくべきこと

2021年5月6日　第1版第1刷発行
2021年7月2日　第1版第3刷発行

著者	細川 モモ
監修者	佐藤 雄一、奈良岡 佑南
発行者	村上 広樹
発行	日経BP
発売	日経BPマーケティング 〒105-8308　東京都港区虎ノ門4-3-12 URL　https://www.nikkeibp.co.jp/books/
構成	梶塚 美帆（ミアキス）
ブックデザイン	矢部あずさ（bitter design）
校正	加藤義廣（小柳商店）
編集	中野亜海
本文DTP	フォレスト
印刷・製本	中央精版印刷

本書籍に関するお問い合わせ、ご連絡は下記にて承ります。
https://nkbp.jp/booksQA

ISBN 978-4-8222-8892-1